我开门诊二十年

一个普通中医学者的亲身经历

（第二版）

王邦旺◎著

中国中医药出版社

·北京·

图书在版编目（CIP）数据
我开门诊二十年：一个普通中医学者的亲身经历 / 王邦旺著 . —2 版 . —北京：中国中医药出版社，2018.1（2024.7 重印）
ISBN 978－7－5132－4632－3

Ⅰ . ①我…　Ⅱ . ①王…　Ⅲ . ①中医学—门诊所—商业经营
Ⅳ . ① R197.6

中国版本图书馆 CIP 数据核字（2017）第 296980 号

中国中医药出版社出版
北京经济技术开发区科创十三街 31 号院二区 8 号楼
邮政编码　100176
传真　010-64405721
北京盛通印刷股份有限公司印刷
各地新华书店经销

开本 850×1168　1/32　印张 6.5　字数 130 千字
2018 年 1 月第 2 版　2024 年 7 月第 2 次印刷
书号　ISBN 978－7－5132－4632－3

定价　49.00 元
网址　www.cptcm.com

服 务 热 线　010-64405510
购 书 热 线　010-89535836
维 权 打 假　010-64405753

微信服务号　zgzyycbs
微商城网址　https://kdt.im/LIdUGr
官 方 微 博　http://e.weibo.com/cptcm
天猫旗舰店网址　https://zgzyycbs.tmall.com

如有印装质量问题请与本社出版部联系（010-64405510）

内容提要

本书作者行医二十多年，从一间小诊室开始起步，通过自己的不断努力，现在已经发展成具有一定规模的医院。在这个过程中，作者积累了丰富的开门诊的经验。通过自己的亲身经历，作者深知这一行中会遇到的种种困难，并运用自己的智慧解决了问题，在众多的同行之中脱颖而出。本书介绍了作者开门诊的经历，并坦诚叙述了自己成功的小秘密，对于想开门诊以及刚起步开门诊的朋友们是一本很好的参考书。

前 言

也许你已经开业行医，每天营业十多个小时，一年工作364天，只有在农历大年初一才休假一日，换来的收入却只能勉强维持营运开支，天天苦守在医院或诊所，坐立不安地等待患者上门，经受分分秒秒都在盘算、不敢稍作歇息的煎熬。

或许你在开业之前是某大医院的知名大夫，每天都有大批的患者恭候您的到来，说话中气十足，意气风发，本以为自己独立开业也能一如既往，财源广进。但是事与愿违，当自己开业时却门可罗雀，只能一筹莫展地等待命运的判决。

这些例子说明了一个成功医生的造就，还需要有个好的营销策略。在著名医院业绩不错的大夫，可能是院方懂得为自己的医生包装和推销，推动了某些医生的业绩。但是不等于业绩好的医生在离开医院后一切都可以得到延续。

许多医生或学者都是专注于自己专业的知识，对市场的运作多数一窍不通，所以我们可以看到许多医生或学者虽然开发出了行之有效的处方，或提出了新的防病治病理念，但是在推上市场一段时间后就不了了之或全军覆没。从另外一个角度来讲，如果时间允许，我们可以预先学习一些市运作规律，或者干脆请专人包装后再推出面世，也许结局就可能完全不一样了。

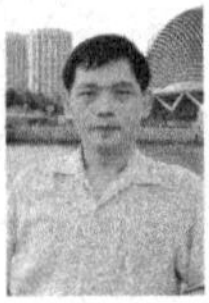

一项医疗事业的成功不是偶然的，只有经过完美的包装、组合，才能使自己在行医生涯中显得出类拔萃，医院或诊所只有在同业中焦点凸显，那么患者就诊选择医院或医生时，才有可能把我们放在首选之列，优先考虑寻求我们的诊治。

对于那些打算自立门户的年轻医师，想要事业成功，如何经营医院或诊所就是首先必须面对和思考的头等大事：至于那些已经开业，但是业绩平平的大夫，就要考虑如何改变形象，以期望能“妙手回春”；曾经开业失败的医师如果可以借此反思。也许能“咸鱼翻身”，走出困境。本书的出版意义也在于此。

每一个行业的营销方式都有各自的特点。医疗行业尤其是中医有更多与其他行业不同的经营学问，想要在同行业中成为明日之星，传统的医疗管理经验已不足以应付当今激烈的市场格局，除了高超的医疗技术外，还要有灵敏的嗅觉，能够及时感触到市场的变化与脉动。还要与外界多方接触，借助现代多种媒体的传播，使自己的才能在短时间内让大家认识，也让患者熟悉自家的品牌和服务项目。总之，通过综合性的推介才可能让事业成功发展。

今天，当我们翻开报纸、杂志，不难发现有许多的医疗广告，其中比较多推介的是抗衰老治疗、近视和老花眼的某类新疗法、美容、瘦身等。说明有些医生们正在从常规医疗实践中拔身出来，转换方向，来从事一项能多挣钱的行业，即使用者比较舍得给钱但却属于所谓次要或对身体没有生命危险的医疗服务。其中我们也可以发现同类医疗活动价格上的竞争，同类疾病不同治疗方法的比对，这些都是活生生的残酷市场竞争现状，要想自己开业就要面对，不知道您准备好了吗？

在比较富裕的城市里，普通门诊有这样一种现象，人们普遍愿意付较多的钱接受塑身或是选择能让自己看起来更完美的治疗，却吝啬于治疗真正的普通病。由此引申出去就是您要当哪一类医生的问题，或者是您较适合当哪一类医生？因为同样是医生也不一定具备同样条件，就能发展同类的项目。因此，自我认知显得非常重要，怎样通过学习改变自身条件以吻合发展需要，这些都是在医学院校学习过程中所欠缺的。

经营医疗行业就一定要把医疗技术与商业活动结合起来，运作模式决定了该医院或诊所的兴旺程度，也就决定了能否为医生带来应有的利益。开设医院或诊所就是一定要能给业者带来盈利，甚至达到获取巨大财富的目标。正常人都会有这样的梦想，这也是医生们辛苦奋斗的目标之一。虽然我们也有帮助患者的宏愿，但是这些都必须在自己生活条件改善后才能做到。一个普通小人物只有绵薄之力，不会对全局有太大影响，要是成长到一定程度才有可能改变周围世界。

在医学领域里，“发财”这两个字非常敏感，记得有一年药商在过年时送来了一张新年贺卡，上面写了“恭祝生意兴隆，新年发财”几个字，有一老者看见后大发雷霆，问道：“你们生意好，发大财，是不是要我们多生病？”你看，将医疗与发财扯上关系，犹如圣女爱上坏男人。有许多心怀感恩的患者发自内心地为医生定制了许多荣誉，诸如“救死扶伤”“功德无量”“妙手仁心”等，所以医者与患者的关系其实是很微妙的。

医疗活动与商业活动挂钩就会牵扯到钱财问题，如果没有数字上的定量，就不能成为一项交易，交易量增多，医疗团

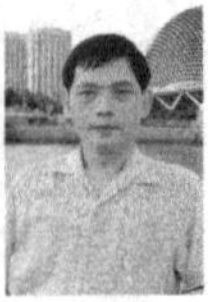

队就会因此而致富，大量的钱财要是处理不好就会被视为没有医德，但是即便如此尴尬，我们也不能像封建时代避谈性事一样，视而不见地回避，以致阻碍医疗事业的发展。

医德是患者用来约束医生的口头语言，每一种行业都有它的职业道德标准。烙在每一个人心中的那一把尺才是真正的利器，它将紧箍我们一生。一个受过高等教育的医生，如果连这一点良知都没有，我想他的医疗技术再好也没有用。

商业运作需要业者自负盈亏，医学院的高昂学费与创业的艰辛、适者生存的自然淘汰率等这些因素普遍存在，由此医疗也就顺理成章地回复到普通的商业运作模式，就像一般的服务业一样，利用专业知识收取解决问题的合理费用。患者为了自己的健康，心甘情愿且理所当然地付出，医者拿了治疗费后也心安理得，这就是市场供需的定义。

社会的道德标准、承受能力和市场供需，这一切都影响了医疗活动的运作模式和医生赚钱的方式。而赚钱与否影响了行业的兴衰，行业的兴衰也影响了从业者的收入。“钱途”与前途是息息相关的。一个不赚钱的行业，就是没有希望、步向没落的行业；相反的，一个欣欣向荣的行业，才会有高水平的人才和技术加盟，因为从业者有能力投资并愿意发展，受益的还是享受服务的人。

虽然我们花费多年心血与大笔金钱研读中医专业，但大量的从业者已经证明，中医专业具有广阔的发展空间和无尽的潜能，将是未来人类保健事业的璀璨宝石，选择中医专业就是选择了一项阳光行业，在人类越来越注重生活质量的今天，各地的中医舞台有无限的空间让医者起舞。

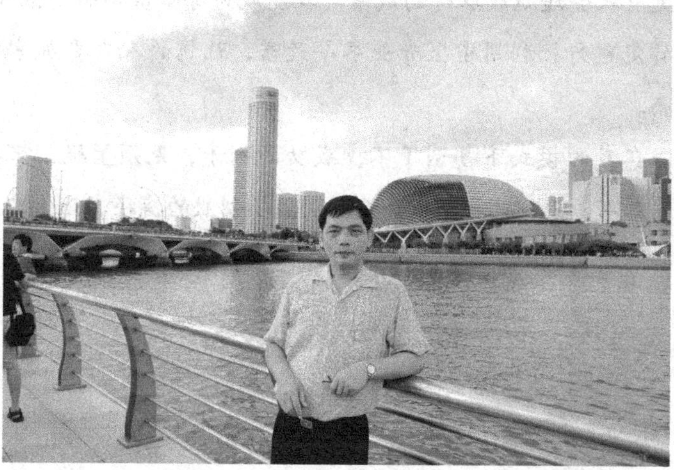

为了中医事业的繁衍与自我价值的实现，必须要有准确的自我认知，清楚自己属于哪一类型的医师，才能知道自己的优势和弱势，尽快补充那些市场需要而自己尚未具备的条件，调整心态与步伐，在晴空万里的情况下，借助东风展翅高飞。

本书将与您共同回顾、检视我二十多年的从医历程，将个人和同业成败的例子和经验与年轻医师分享，给后来者有可依循和借鉴的途径，避免创业时走上崎岖路，使你的创业历程更轻松自在，能够比我更快到达成功的彼岸。

我是一步一个脚印，摸着石头过河。今天我将经验记录下来供后来者参考，你大可加入自己的智慧，一定能更快达到目标。应用所学的专业服务于病患，借此延伸和拓宽中医的道路将是无限的贡献。想要发财并不太难，而积累更多的功德来提升内心的境界才是更高的追求。

我虽是一个智商普通的中医学习者，但也能在较短时间内成为成功的中医师。您拥有的基础和能力一定比我强，所

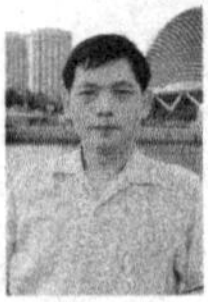

以更有机会超越我取得的成绩。我能成为身心富裕的中医师，您肯定也行；利用中医专业尽早致富，让您的人生更加幸福美满。

在我的模式下复制了不少成功的例子，无须置疑，只要看完本书，您就能找到成为名医和成功创业的捷径。让您在最短的时间内赚到第一桶金。还在等什么呢？

目 录

第一章 初出茅庐 …… 1
第二章 年轻医师的创业 …… 19
第三章 肯定中医 …… 27
一、自我肯定 …… 31
二、国际肯定 …… 34
第四章 中医的价值与潜能 …… 37
一、市场价值 …… 40
二、市场潜能 …… 42
三、市场需求 …… 45
第五章 改变中医 …… 49
一、专业形象 …… 54
二、传统与现代的平衡 …… 59
三、中医教育 …… 61
四、团队合作 …… 66
第六章 建立专科 …… 69
第七章 设立专病专方 …… 77
一、条件 …… 79
二、优点 …… 82
三、特点 …… 84
第八章 让患者走进你的诊所 …… 85
一、诊所的地点 …… 87
二、诊所的招牌 …… 90

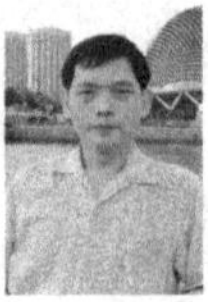

三、诊所的气势 …… 92

四、诊所的气场 …… 94

五、诊所的装潢 …… 96

六、媒体宣传 …… 98

七、举办讲座会 …… 100

第九章　关于医生的话题 …… 103

一、医生的语言艺术 …… 105

二、医生的包装 …… 108

三、医生的类型 …… 109

四、名医的素质 …… 112

第十章　资产的经营与维护 …… 117

一、无形的资产 …… 119

二、有形的资产 …… 120

第十一章　医疗纠纷的处理 …… 123

第十二章　医患之道 …… 129

第十三章　医商之道 …… 135

一、医疗与经商 …… 137

二、医疗的商业品牌 …… 139

三、医疗与慈善业 …… 141

四、医疗与道德 …… 142

五、医商的最高境界 …… 143

第十四章　再谈创业 …… 145

第十五章　中医临床心得 …… 151

一、推拿学 …… 154

二、方剂学 …… 162

三、针灸术 …… 166

四、应用实例 …… 175

第十六章　行医感悟 …… 189

第一章

初出茅庐

从中医院校毕业后，我们就好像考取了驾车执照。但是有了执照而没有自己驾车上路，将永远也无法领略驾驶的乐趣，以及体验赶路时碰上塞车时的焦虑感觉。路途中的不同景观，时而令你欣喜万分，时而却令你屏住呼吸，时而似乎山穷水尽，时而却又峰回路转。同时驾驶过程中还要考虑如何应对突发状况，道路的抉择，到达目的地的时间和油量的耗损都是需要考虑的问题。驾驶技术从青涩到老练的过程；从发现新窍门到运用自如，这些都需要慢慢地磨炼、探索和整合……但是，如果没有开始，将永远只是在原地踏步。

我是一个乡下出生的小孩，十四岁的时候父亲就因病去世，在大伯父的力挺和帮助下，母亲当起小贩维持生计。艰辛的日子始终令人不堪回首。凌晨五点左右，这个少年就要双手提着二十多公斤的生鸡去交货给海南鸡饭摊，帮助妈妈赚钱，抚养家中更小的六个弟弟妹妹。背着沉重的书包，在黑漆漆的乡间小道上赶上二十多分钟的路，自己还要想方设法对抗沿途人家饲养的凶恶狼狗；还有凄凄的蝉声，生猛恶鬼的谣言。要是您问：“你到底怕不怕？”我现在还能肯定地告诉您，“非常怕！”

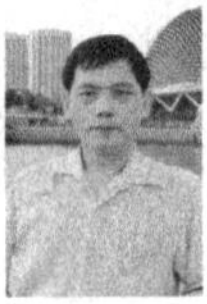

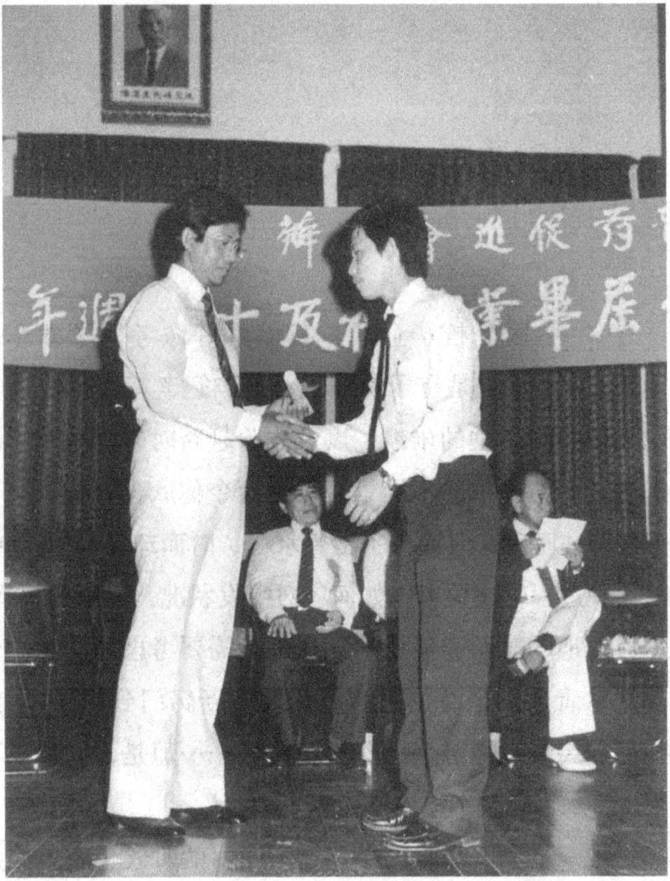

当时艰难的生活没有让我有做出其他选择的余地，也没有时间让我去多想，唯一能做的只有走出这一条小路，到有公车的大路。在逆境中成长是由不得我选择的，但这也是磨炼个性的机会，这就好像一棵幼苗，经历不断的风吹雨打，才能变得外表更加粗壮坚韧、内涵更加丰富多彩。

“货是你的，会变坏过期；而钱在我袋子里，不会变质！”这是一个零售商在我经营电器批发时对我讲的苛刻话，既现实又实际。当时正值经济大萧条，遇到各种各样的脸色，让我尝尽人情冷暖。

考虑到自己没有特殊的经营优势，与其天天去求人买我的杂牌东西，还不如选一个专业，建立自己的品牌，让别人来找我解决问题。新加坡当时正好进入名牌需求期，由于自己卖的东西都是台湾货，而台湾货当时给人的印象是赝品和品质不佳，只是由于价钱便宜，因此很多被转口到马来西亚、印度尼西亚等消费能力较低的国家，但由于有重重的关税问题，因此经营者都是在利润极低的情况下运作。

1982 年我终于开始了半工半读的中医学习旅程，白天推销电器、文具等小商品赚取生活费，晚上从七点到十点半去上中医专业课，这样熬了五年，在懵懵懂懂又似乎如梦初醒的情况下毕了业。

新加坡早期的中医教育事业是由一批热爱传统医学的中国南下的医师所创立的，课程不是非常正规，社会上还有许多不利于中医发展的问题，使得中医事业在当时处于式微状态，读中医课程的人大多只凭一股热情，很少有人想用读取的文凭来创业、谋生，因此，中医学院毕业的同学对于自己中医事业的前途都是非常茫然。

20 世纪 80 年代末，我 26 岁时，与夫人林秋吉在百般困难的境况下筹集了五千元新币，与一个同学合伙开办了中医诊所，租了半间只有 3 米宽 6.3 米长的破烂店面。这是一间在第二次世界大战之前建造的房子，租金每个月六百元。一万元的本钱用来支付店面押金和非常简单的装修，

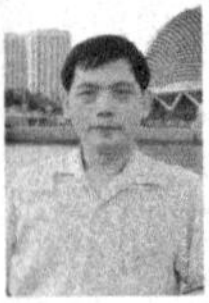

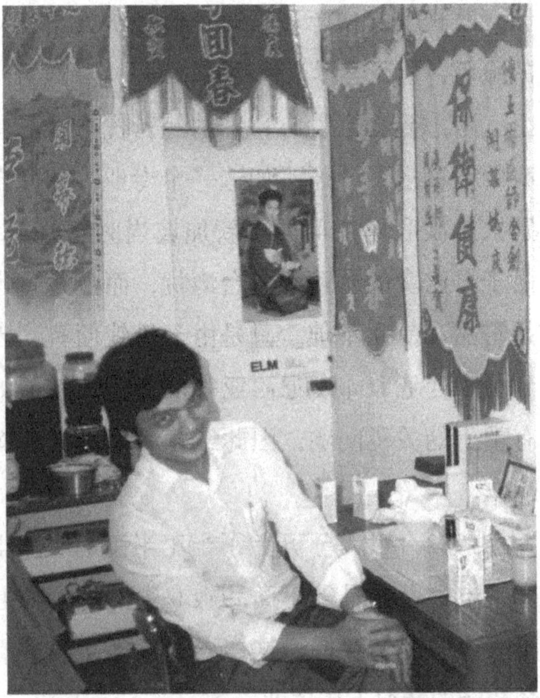

加上购买两张治疗床和少许的中成药，剩下的仅仅有数百元。

那个时代中医师的创业可以说是一种冒险，也是一种赌博，新加坡国家卫生部对中医行业一律采取不管不问的政策，中医师也没有身份认定，因此当时在新加坡的社会地位极低。而找中医师看病的患者基本都是上了年纪的低收入人士，因此市场一片低迷。由于诊治收费低廉，市场很小，搞不好从业者就会血本无归，所以当时大多数人从事中医行业只是玩票性质，或者兼职只图兴趣而已。

中药店坐堂是许多中医师的应诊方式，租半间店铺开诊在当时已经是非常专业的中医诊所了。当时的一般诊疗收费项目包含药物、针灸或推拿，全部下来仅仅只收到八到十元。如果是新入行的医师，一日只看诊三五个患者，收入其实十分微薄；加上又要与许多慈善机构和中医教育团体主办的廉价中医诊所竞争，他们收的诊疗费一般只是象征性的两角钱，而且还是我们的师长，行业内的激烈竞争程度可想而知。

低廉的诊费、惨淡的经营，从业者可谓一贫如洗，“穷医师”是当时民间和业内对所有中医师的戏称。记得当时我们在半年内根本没有领取任何薪酬，因为扣除去日常开支后，盈余也就所剩无几了。好在我们当时只利用下午和晚上的时间来经营中医门诊，生活费主要靠早上的其他工作来赚取。

跌打伤科是当时中医界唯一尚有生机的学科，同时也是新加坡中医教育团体师资最弱的一科，所以在中医慈善机构中很少设有这一科室，这样中医伤科、推拿科也就逃过了恶性的竞争。任何医师只要肯出力气做推拿治疗，不管手法如何，总会吸引一些患者来做尝试性的治疗，问题是患者回头率有多少？这才是中医诊所能不能生存和成功的关键因素。

民间深信中医治疗伤科疾患强于西医，因为西医处理软组织损伤的主要思路是让其自我修复，方法不多，而中医的一些治疗手段、外在干预总能让一些伤痛加速康复。

至于中医内科患者较少的原因，可能是当时人们普遍对中医的认识不够，也没有权威性机构做宣导工作，造成大家误认为中医只能治疗跌打损伤。而且新加坡是一个讲求效率的国度，做任何事情都要求快而好，疾病治疗当然也不例外。

新加坡早期治疗跌打损伤的师傅多数是武术教头出身

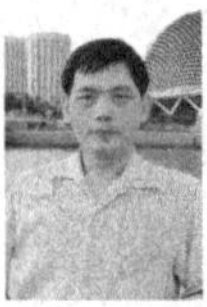

或是秉承家传，这种由于专业层次和文化水平上的限制，造就了师傅们对骨伤科的知识掌握得不够全面，了解得也不深入，所以能处理的病种也十分有限，以致在相对宽松的环境里却不能使自己成长、壮大。

1986 年开诊时，我就确立了以筋骨治疗为专攻方向，直接取名“×× 中医续断理疗所”。当时许多同业都说诊治范围太窄，市场群体不大，有自我捆缚的风险。但我的考量是中医骨伤科包含的病种有骨折、脱臼、运动损伤、痛证、痹证等，想要对每一种疾病都能有深入的了解，需要花费相当长的时间去学习、摸索，如果真能治好以上这些病，患者就应该有很多了。

我当时是新加坡最年轻的创业中医师，医龄又浅，若

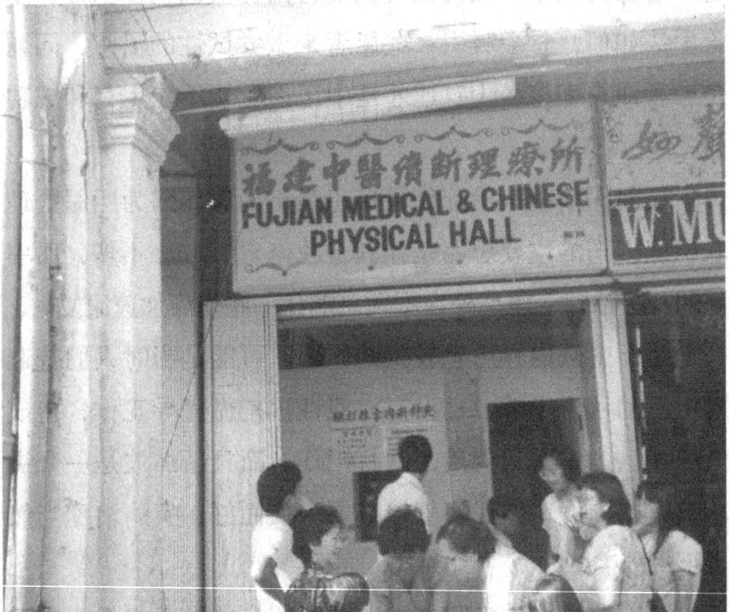

想要与满头银发的中医内科大夫抢市场谈何容易。我认为我的优势就是年轻力壮，这也是从事中医骨伤科需要的基本条件之一，所以，当时创业的重点全部放在中医骨伤科，进军老将们无法胜任的学科，从市场需求较高又较薄弱的骨伤专科做起。

当时适逢我刚从厦门大学进修中医骨伤科回国，带回了实习医院——漳州中医院治疗骨科疾患的许多方法，我再把能在门诊应用的物理治疗概念嫁接进去，这在当时的中医界应该是一项创新。因为医疗器械在当时相当匮乏，所以用的器械都相当原始，包括牵引床都是我凭记忆找人制作的。虽然是用手的转动来牵拉身体胸腰段，再凭经验看绳子牵拉的强度来决定重量是否足够，但也不失为一种好方法，疗效不错，深受好评。

创业前期是新入行医师最艰苦的时候，每日接诊的患者从三五个到十来个，每天是无时无刻盯住钟表，心中经常暗自盘算营业时间已过了多久，今天到目前为止接诊了几个患者，下个月诊所租金有没有问题，自己的生活费又如何。

患者的基础群不是短时间就能建立起来的，也许今天有十个患者，而明天或许只来一两个，这一上一下的差距使医生变得患得患失。只要能熬过这一关，逐渐进入每日患者人数较平稳的阶段，最起码的日常开销有了着落，就不至于丧失信心，也能对未来有更高的企盼和野心。

一般而言，患者人数的每一轮增长，比如在原先的基础上增加十人，医生就会步入一个新的阶段，这时你必须

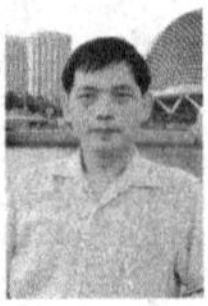

做出相应的调整，例如技术的改进、收费的提升等。随着接诊的病患数目逐步增加，医者经历从临床到理论、从摸索到印证，其诊治经验、技术都会不容置疑地得到相对提高。医疗收费的调高主要取决于医生的时间和精力的消耗，如果不适度调高收费，医生的收入将很快到达上限，也会把医者的时间和精力耗尽。长时间繁忙运作也会给医生带来巨大的压力，医生没有足够的时间思考、制订治疗方案，可能会给患者和医生带来灾难性的后果。所以这是一个费煞心思的过程，市场规律不好把握，有时价格调整也会引起少许的负面反应，这些都是要认真考虑的问题。

如果一切顺利的话，创业五至八年后，一间中医诊所的业务和接诊能力将接近饱和，这主要是因为受到房子使用面积和路段的影响。一般患者都会选择先在住家附近就医，如果得不到改善，才会通过亲朋好友的介绍到较远的诊所寻求治疗。基于时代的发展和商业模式的转变，当时我倾向于把诊所连锁化，考虑到有两个股东，这样的扩张符合资源的合理分配，大家起码有条件可以各管一间诊所，达到发挥个人效应的最佳效果，借助现有的名气就能进一步扩展业务。

有一位在政坛的朋友因为看好中医的前景，提出了一个新的合作方案，他有意购买诊所三分之一股权，并要把它连锁经营，他负责营运和人才的引进工作。遗憾的是，因为我的合伙人有不同的想法和要求，这一次的扩张计划最终未能付诸实施，而且当时因为没有能力说服合伙人扩张业务，也直接为诊所以后的拆伙埋下了伏笔。

如果当时的扩张计划成功落实，那新加坡的第一间中医连锁集团应该就是我们所经营的了。现在反观其他集团的业绩和成果，外资台湾集团目前拥有三十间门诊，其他集团也各拥有数十间之多，足见我们当时还是很有远见的。虽然目前有些集团的业务略有停滞，但那只是扩张太快的结果，只要适当调整策略，医药两头还是能双赢的。

1996 年，十年的合伙关系终于走到尽头，我与原先的合伙人正式分家，并各自组建了自己的诊所，自己正式当家做主。回顾当年，这次的分家实际上是两个不同营运理念相互碰撞的结果，后来市场也证明了不一样的运作模式注定有不同的发展前景。

我们一分为二以后，各自的诊所位置几乎处在面对面的位置上，竞争的残酷可想而知。当时我取“福建中医王氏诊疗所”的名称用意就是要让患者知道谁是主诊医师。

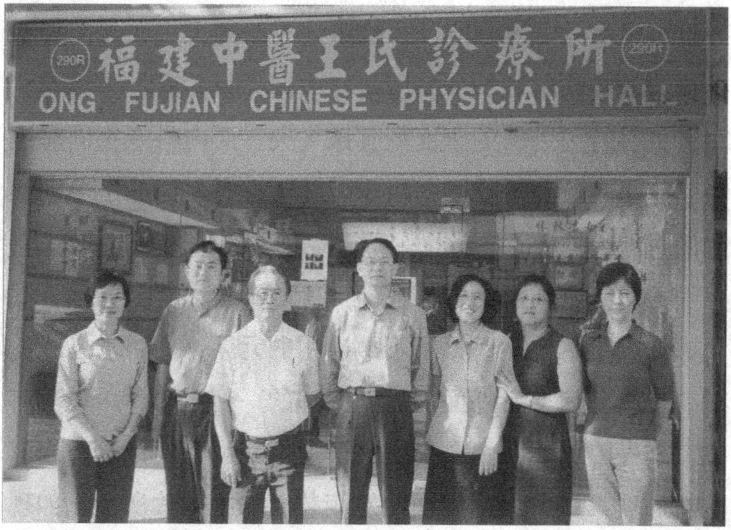

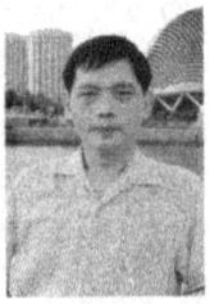

当然，更重要的是把诊所的诊治范围体现出来，从单纯的骨伤科拓展到中医其他科别上，由于已经专注于骨伤专科十年，原来的患者基本上都是为了治疗骨伤科疾患而来，若要拓展其他科别，必须抓住每一个机会，在原来的基础上让患者知道我们已经拓展业务范围，借此更全面展示医者多方面的医疗技能和实力，使自己的医疗事业突破瓶颈，更上一层楼，来一个飞跃式发展。

要想自己开门诊，并成为一个比较全面的临床医师，我建议您从医学院刚毕业以后先在骨伤、针灸科领域发展，经过一段时间，累积一定的临床经验后再向其他科别发展。原因是这两个科别的病种比较单纯，容易在实践中掌握窍门，许多病种的治疗效果也可以立竿见影，个人的市场口碑和自信心建立得相对比较快。当然，有一些院校内科专家或儒医对此科不屑一顾，这是他们在学习的过程中先内而外的结果；同时，内科的病种太多、太杂，费尽一生精力也很难穷尽、达到高处，哪里还有时间再去学习需要费神费力的骨伤科和针灸？所以在中医界里，有较多骨伤科和针灸科转为内科的全面型临床大夫；而内科专家同时也精于骨伤、针灸治疗的却极少。其实有时他们的不屑一顾也说明了这是他们最弱的一环。

再回到刚才的话题。在新诊所的布置和装潢方面，我大胆加入了传统中医诊所不敢应用的元素，即讲求光线明亮，让患者从诊所外面能见到内部的一切运作，用玻璃与拉帘来做隔断，整个布局是公开之中兼顾密实，这在当时是新加坡第一家敢运用如此新潮装潢的中医诊所。比如现

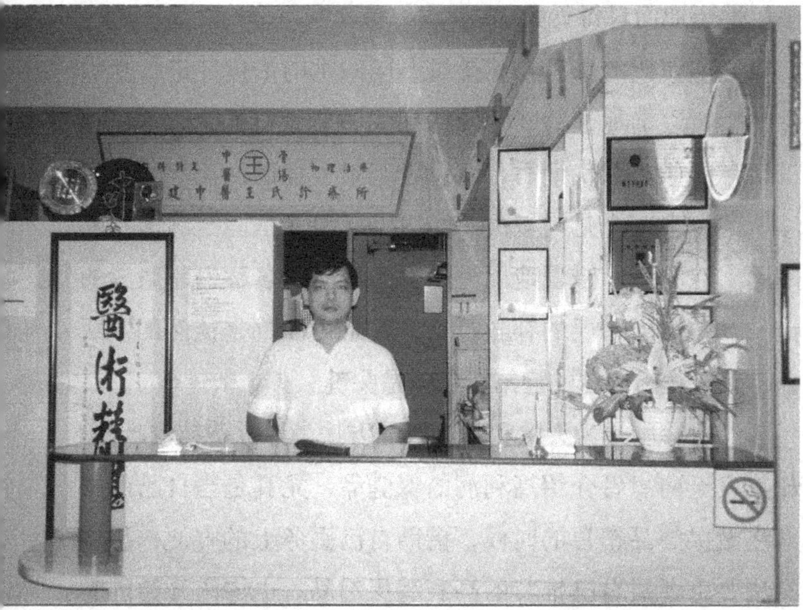

在有许多其他行业的店面也都采用此类设计，诸如面包店、餐饮店，能让顾客看见食物的整个制作过程，而且可以让你边欣赏制作边吃，效果十分突出。

再看友人的诊所，至今仍然蜗居在已经用了十年的原址上，虽然占尽地理优势，但由于这个旧的诊所多年未换新装，多年前的装潢已经很过时、落伍，看起来显得阴暗、陈旧。虽然刚开始患者仍习惯性前往旧址看病，可是由于设在对面的我的新诊所的确非常醒目，过路客一眼就发现它的存在，加之好奇心的驱使，他们往往会多看几眼，甚至进来查看、询问，这种事态可能令友人倍感压力，高度紧张，因此一日开诊长达十四小时，甚至取消中午两个小时的休息、用餐时间，只利用接诊患者的空档匆忙填饱肚

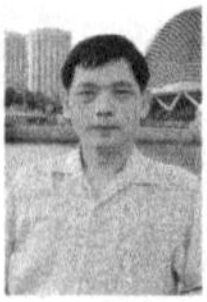

子，惶恐地面对每天的挑战。

心如明镜的患者在感受过不同医生的治疗并进行疗效评估后，逐渐地开始陆续转移到我的新诊所就诊。这样在三个月的颠簸起伏期后，旧患者基本上都已回流。若自己诊所的患者三个月内流失一半以上，而又不能准确地判断问题出在哪里，错误地以为是自己诊所的名称引起患者的错觉，并做出错误的补救行动，结果可能都是徒然的。所以，及时找出问题的症结所在才是关键。

经营诊所最为失败和不可取的方法是诊疗费越收越低，却热衷于向患者介绍高利润的保健品，尤其是当自己的家人在做保健品销售的时候，借助自己医务上的方便，想方设法要患者买自己推荐的高利润保健品。也许刚开始的时候，患者以为可以增加疗效，或为了给医生面子，敷衍购买一些了事。但是，长久以后，一些患者不堪忍受医药费加重的负担，或反感医生的做法，就会逐渐离他而去，今后即使生病也不会再回来治疗，个别患者甚至可能会在报纸上写公开信谴责该医生，这对医生来说可真是得不偿失了。

医生推销保健品其实也是一种十分普遍的医疗营销手段，关键是“适度”和有相关性。保健品的运用必须要与患者的病情有关联性，更须注意长期使用对疾病预后的影响，关注可能发生的副作用，只要能对患者的健康有帮助，保健品的使用未尝不可。

一些医生利用自己在医学方面的优势和患者对自己的信任，向患者过分渲染、灌输某保健品的好处，甚至“强卖”高利润的保健品给患者。有朝一日，若患者发觉医生先前所说出许许多多、堂堂正正的感人之言，为的只是从他身上牟取暴利，纯粹只是打他荷包的主意，那么此时医生辛苦建立起来的良好医患关系将化为仇恨和没完没了的负面宣传。所以，切莫为了一己之利，昧着职业道德和良心，强力推介与治疗无关的保健品，加重患者的经济负担，此举犹如趁火打劫。切记“君子爱财，取之有道”之古训。

2003 年，友人承租的楼房业主因为经济陷入困境，急于卖出那栋房产以便解决债务问题，尽管作为租户，他有优先购买权，可是他却不敢接手，而选择迁出旧址，在同一条街上不远的地方另租新所。再一次的搬迁给了他另一次的模仿机会，牌子的颜色和设计几乎与我的雷同，再次显示当家者极度怕输的心理，当然也未能就此脱离彼此的纠缠关系。

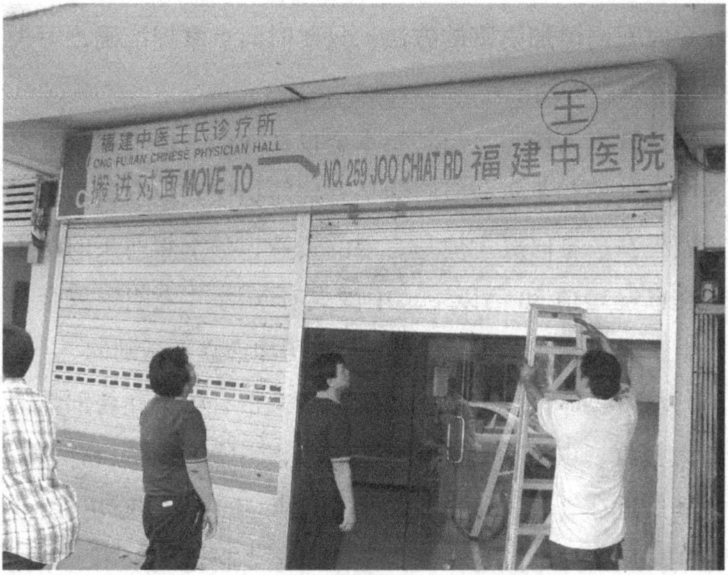

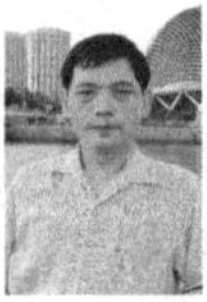

由于当时新加坡的房地产市场非常萧条，我用了相当低廉的价格购买下了那栋房产，也就是以前从医的老窝，算是捡到了一个便宜。为了避免招牌与竞争对手的混淆，并构建更强势的市场影响，我决定抛弃沿用多年的招牌，改名“王福建中医院”，在迁入新院当天正式启用，并正式登报公之于众。

那栋破旧的三层楼建筑经过了重新设计和规划，新颖的布局和醒目的颜色算是创中医诊所先例。从租别人的房子到买自己房产的决定让我拥有了固定的院址，这也是从长远规划做的一项较大的投资，相当于支付较少的首期付款，然后把每月的银行贷款钱当租金来还。

由于医院尚处于发展期，容许我把部分楼层出租出去以挣取租金，因此就省去了自家使用的费用，既省了租金又赚了房子的增值。这是一项高回报的投资，也是一种能在短时间内增加财富的方法，只要时间点拿捏准确，不失为事业发展的助推器。

也许有人认为，与其将本金投在房产，还不如拿来发展事业，扩充业务，但问题是有谁能担保其他投资能比房产回报高，更何况土地是有限的资源，三十年前买的房子现在已经增值30倍以上。中国人有句话：“土能生黄金”，放眼新加坡的富豪，基本上都是靠房地产立下基础的。

承蒙媒体记者的厚爱，这些年来常有机会在新加坡的各大报纸、电视台、电台、杂志宣传中医药常识和信息，尤其最近在《新民日报》每天连载共40期的“吃出性福”专栏，反应异常热烈，因为主编与记者杨恺莉采用了不同于学术的报道方式，力求把中医药用简单明了的方式呈现给读者，所以在当时报纸销量猛增，读者询问电话一日可有百通之多，可见对大家的影响颇大。

媒体的影响力在现今社会是不能轻视的，这一工具能让许多商家及普通人改变一生，由于媒体也是商业机构，所以也必须获得相应的利益，因此本着平常心及与人方便之心，就可以取得医家与传媒的双赢。

随着中医药在新加坡的迅速发展，加上多年来的辛勤苦干，不断地充实和改变自己，同时注重不同项目的营运方式，积极与市场接轨，我们才能一步一步发展到现在的局面。今时今日在生活较平稳的时候，总结过去展望未来，通过尚存的少许记忆，希望能起到抛砖引玉的作用。

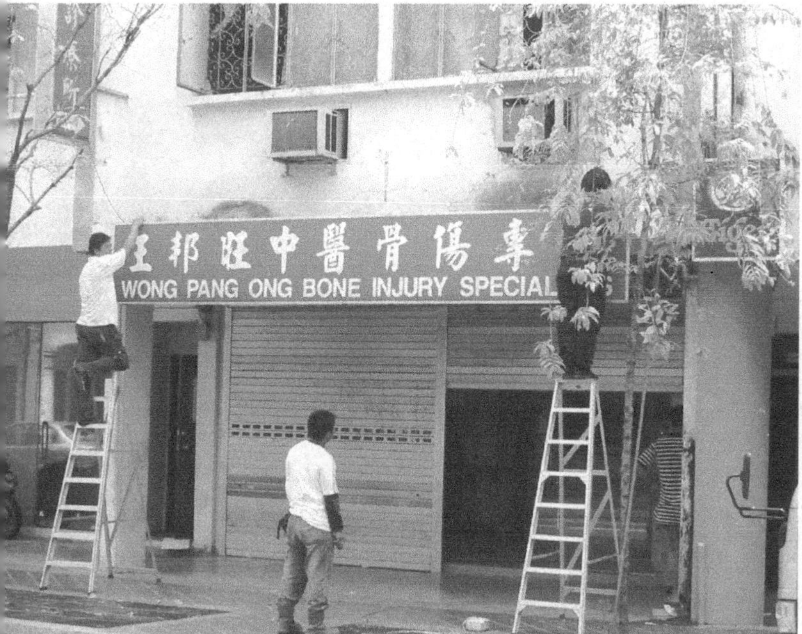

第二章

年轻医师的创业

创业就好比购买东西，当我们心中有强烈的欲望时，如果经过长时间的克制或没能达成心中所愿，慢慢目标就会淡化，所以打铁一定要趁热，有创业冲动时就要尽快付诸实施，争取在最短的时间内实现目标。

拥有医学专业知识与创业是两个截然不同的领域，有些实际操作必须亲身体会才能发现其中的问题，不过前人的经验有时会弥补此项不足，因此如果预先学习，或得到高人的指点，准备稳妥再开业，成功概率就会比较高，因为经过精心策划和安排，创业过程就如同从玻璃烤箱看蛋糕烘烤过程，心里有底。当然，成功的梦想是推动我们不畏惧一切困难，勇往直前的动力。

如果自己没有创业的心理准备，只抱着船到桥头自然直的心理被动开业，就如同赌博玩三张十点的扑克牌，牌分完后翻卡见真章，不是输就是赢。而业务不精，人格方面又有问题，再加上是在没有其他选择的情况下自己被迫创业，这些因素都可能为自己创业埋下失败的伏笔。

经验告诉我们，传统的中医创业过程一般是这样的。前五年是基础累积期，累积自己的患者群与个人经验，靠患者发现你的高超的医术，靠患者互相转介来宣传你，逐

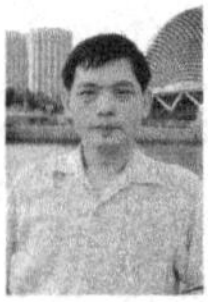

渐扩大你的影响，这会是一个十分艰难的过程。幸运的是，现代资讯科技十分发达，传播媒介铺天盖地，无孔不入，而且可选择的方式很多，如果能善于借此外力，则能加快自我推荐和医疗方法的传播过程，这相对于十几年前是一个巨大的飞跃。随着你对患者群体影响力的渐进与扩大，实现你的致富目标也为时不远了。

一般而言，在相同的基础上经过发挥、竞争，如果顺利到达成功的顶峰，大家所需要的时间可能都差不多，但是一些出现在实践过程中的挫折，可能会推迟你到达目标的时间。

需要提醒的是，现代生活水平非常高，各种支出名目繁多，附带的商业运作费用也相对高昂，如房租、水电费、人员工资等，因而不允许我们花费太多的时间慢慢琢磨，仔细修正，一次失败可能会使你付出惨重的代价，使你一蹶不振。

或许你家里还有等待赡养的老人、需要照顾的孩子等，这些因素也会影响你创业时的心境，所以没有背负太多的家庭责任和债务时是最佳的创业时间。每一个人都会经历这一创业的黄金时期，错过了这个时期也许只有再等待“良机”出现了。

其实年轻一点的医生在创业的过程中拥有相对更多的本钱。我这样说你一定会十分惊讶，“我身上那几块钱，叫什么本钱？”其实，经营中医就如同大海的潮水一样此长彼消，这是万物的生长规律。年轻人虽然手头上的现钱较少，但是有较多的时间和充沛的精力。相对地，如果你已经七老八十，体力和精神已经明显不济，一天看上十来个患者，就会让你吃不消，强打精神撑上一段时间后，最终也会让你精力枯竭。

有人认为，赚钱没有时间限制，只是一年可赚一百万和十年同样赚一百万的区别。但是，医疗活动与其他商业活动性质不一样，它不可能一夜致富，因为它不可能像贸易那样有成交量，一次能有庞大的数额，而且它也有一定的消费群体这种局限性。当然，能一夜致富的生意，其中存在的风险相对来说也很大。

从本质上说，行医是一种讲究实际的行业，其进展、扩张较缓慢，你不能指望“赚快钱”，驾快车可能会尽快到达目的地，但是万一出了车祸就会车毁人亡，所以安全驾驶，顺利到达目的地才是最重要的。所谓“慢到好过永远不会到”。

一个医生如果能早一点起步，就会有更多的时间来累积名气这一项“无形资产”，此无形资产一定会相应地给你带来等量的“有形财富”。

需要提醒的是，在这个过程中还须注意时时清除心中的“污垢”，学习如何放大心中的正确信念，阻止不良欲望的滋生，不要只懂向钱看，凡事以钱为出发点，时刻提醒自己远离贪欲。

应该专注于为患者解除疾苦，为自己学习、钻研和向更高层面上迈进创造一个良好的心境，使自己的医德、医术更上一层楼。如果从长远角度来看，这种心理“本钱”的累积也是让你能赚取更多金钱的基石。

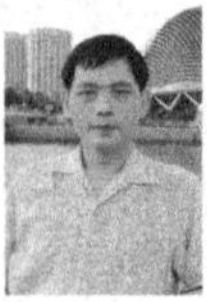

中医行业与其他行业有不同的条条框框，中医有着许多传承、辈分等中国式烦琐礼节问题，这些“包袱”让许多后进对创业甚感惆怅。

新加坡的中医市场较小，行业内竞争异常激烈，经常是一条街里可能有几个开业医师，其中不乏是自己的长辈、师长、学长或同学，而他们也会“不厌其烦”地给患者介绍你是他的学生。中医行业历来都是“老人”领导市场，以老为尊，因此，年轻医生开业就是直接向“老人”或权威挑战，在没有信心和承受巨大压力的情况下，有的年轻医师对创业逐渐望而却步了。

随着社会观念的改变，今日学校式师承关系发生了巨大的转变。虽然老师的身份依旧还是老师，但学校的老师也可能是商场上的对手，大家在互相竞争的同时，也在互相交流中成长。

“长江后浪推前浪，一代新人换旧人”，这一定律永远都不会改变。不管医生的年龄和出身怎样，技术与经营方法才决定经营中医的成败。

那么我们到底凭什么年纪轻轻就可以开始经营自己的医疗事业呢？我认为，条件就是现代的年轻人最能把握社会的主流思想；而一个潮流的兴衰，也主要是由年轻人在左右。既然潮流是年轻人带动的，那年轻的从业人员就知道市场需要的是什么，经营方式也更接近年轻人，如果年轻人认为中医是落伍的，找中医看病时会遭同辈的取笑，此行业消费群体就会缩小，就不可能迅速成长，我们的致富愿望也就成为泡影。

凭一个年轻医生的精力，从决定治疗方案，到具体实施，一天里能处理大量的患者。我在三十多岁的时候，八九小时的工作时间，可看诊数十人，工作内容包括扎针、伤科推拿、手法复位、包扎、开处方等，工作量虽大，但体力一点问题也没有，隔天仍然精神奕奕，日复一日，年复一年。

上了年纪的医生，一天处理十多个患者后就精力不济，不胜负荷，加上自己动作缓慢，自我感觉非常忙碌，他们时常吹嘘自己天天忙得不可开交，当别人真正问起患者数量时，他们才发现自己能力不过如此。

许多老人常说："我们现在是在吃老本。"其实此话含义颇为意味深长，年轻人不到那个地步，是很难领略当事人的处境与心境的。只要是人，谁也难逃生理、心理蜕变所带来的影响，所以许多年长者已经没有了胆识和创新的能力，失去了遭受失败的心理承受能力，思想也跟不上时代的步伐了。

从实际来看，年轻医生一旦成为名医，将有更多的机会去获取、积累财富，因此年轻医生既要有真才实学，又要善于应用自然赋予的本钱，在人生最灿烂的黄金期，登上事业的高峰，不要等到光阴已逝、年华已褪才开始想开创自己的事业。老年人不是常说："老了不中用了，地上有钱让你捡也捡不过年轻人。"这些都是真真实实的，绝无虚言。

记得当初刚创业的时候，许多年长患者在初次来诊的时候，不时会流露出轻视、怀疑之意。譬如说："小弟弟，

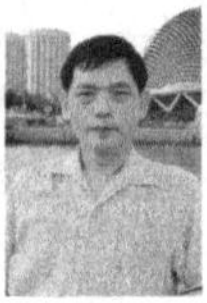

我看过很多名医，某某某等，你能把我的病治好吗？”我这些经历也是现在的年轻医生经常会遇到的问题。但是从另一个角度分析，只要患者能走进诊所，愿意向你提出询问，你其实已成功了一半，因为年轻的医生有大把时间陪他们磨，只要能抓住这些患者的心理，他们肯定会乐意让你诊治；同时，因为年轻医生暂时患者较少，对每一个患者的治疗就会更加耐心、仔细，而年长患者最需要的就是他人的耐心聆听，这种需要有时甚至超过病痛的解除，所以只要你有耐心，病痛有一点起色，他们就会主动给你带来新的病友。世界就是如此美妙，互相依存，各有所需。

医疗界有句经验话语：“只要治好一个患者，他将是你的活动广告，你就不愁没有再来人了”。这话对于老年妇女患者尤其精准。

总之，年轻人有充沛的精力，精明的头脑，超人的记忆力，过人的胆识和冲劲，学习东西容易上手，更知道普罗大众需要什么；同时，年轻人对未来充满憧憬，怀有成功的渴望，有足够的时间尝试……这些都是最好的本钱，不是用金钱就能买到的，所以年轻医生要善用这些本钱，在中医市场中用最短的时间赚取第一个十万元。

也许有年轻医生问：“为什么要先把目标设在十万元呢？”我的经验是万事开头难，如果你开始把目标定的太高，实现的时间可能需要更长，这可能会削弱你的斗志，动摇你的信心。赚到第一个十万元后，你的基础就基本稳固，接下来的赚取速度将越来越快，因此赚取一百万元的时间将可能只是第一个十万的五倍时间，以此类推。

第三章

肯定中医

在从事每一项事业前，自己必须先认清目标，肯定目标的价值和外界对它的认同程度，只有社会对它的善意评价高达一定程度时，此项事业才容易成功。

其实大家在进入中医药院校前，都已经过深思熟虑，考量过此专业的远景和前途。但世事多变，个人的机遇不同，所处环境可能决定你今后发展的成败。如果想在这一行业里发展，一开始就要锁定目标，不要中途改换跑道。要清楚自己是不寂寞的，世界上数量庞大的中医师与你并肩作战，每天在不同角落为病患做出贡献，而且中医的声望与日俱增，得到的不仅仅是华人的认可，可以肯定地说，此行业正如初升的太阳，前途一片大好。

也许你接触了一些对中医不利的负面报道，正在后悔自己当时的“错误抉择”。如果真是如此，那真是很遗憾，那就是你对中医在国际上的最新发展和地位没有进行全面了解。

只要你深入了解中医药在当今世界的发展趋势，就清楚“绿色资源”的发展为何能迅速崛起了。中医药的千年传承凭的是天人和谐共存，也就是中医理论天人合一的整体观点，万事都有它存在和发展的规律，中医阴阳理论放

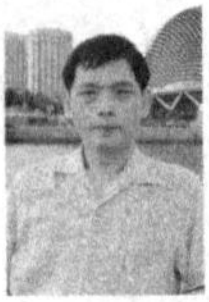

在任何层面或事物中都是成立的。

不管采用何种医疗体系，许多疾病在治疗过程中都需要耗费时间，要是能使疾病的过程转向正面，这种医疗体系就有它存在的价值。人类的病痛至今仍有许多的不确定性，况且每一个患者对自我的要求不同，因此中西医就有了并存的空间。

每一种学科在发展过程中都会丢弃其糟粕，保存其精华，虽然少数愚昧无知的“科学家”应用自己一知半解的知识，无限放大中医体系中的糟粕部分，并以此为依据，高喊中医的不科学性。但现实是，以中医为代表的自然疗法越来越盛行，并快速繁衍、加温，少数别有用心者隔空喊叫，但点点口水难熄熊熊烈焰。

个人的短见并不能代表他人观点。中国有个知名的反中医人士，其弟弟就是我同事，他是一位博学、实事求是并深信中医疗效的西医专家，其女儿也将从中医学院毕业。所以只要尝到中医的甜头，你就会对它深信不疑。

另外，我们还应该感谢造物者的巧妙安排，让我们生长在21世纪这个高度发展、发达、保健意识普及的时代，人们经济水平提高了，所以对自我健康的需求也加强了，人们追求生活质量更好，也懂得了防病的重要性，因此给了中医药一个实践老祖宗智慧的机会，确定的中医药疗效让使用者数量倍增，促使我们对自己从事的行业更加充满信心。

当我还是小孩子的时候，看大人们的身形，常感觉好高好壮，羡慕他们拥有很多钱，可以买许多东西。当自己不知不觉长大后，突然又发现有些大人比自己矮了，他们的钱比自己少了。此时才意识到，原来正是自己当初正确的专业选择，造就了今天所拥有的财富和地位。

从经营的角度来讲，有些行业可能会有明显的大起大落，还有一些行业可持续的时间极短，这些都可能会影响日后的生计。中医这个行业是比较平稳的，它虽然不能让我们迅速大富大贵或者财富倾城，但是随着时间的推移，它也能让我们有所收获，而且更重要的是身心都富有。

话又说回来，拥有财富的多寡只能衡量我们的赚钱能力，行医的另一成就是我们这辈子为多少患者做了些什么？患者对我们的评价怎样？所以从事中医行业，首先要自我肯定，肯定中医虽然历经几千年，仍能为人类医疗保健事业作出贡献的事实。

总而言之，重新认识中医这个行业，可以让你目标明确，知己知彼，以一种踏实的心境来经营自己的事业，这样你就已经走在成功的路上了。

一、自我肯定

自我肯定的重要性在于让从事该行业的人员心中有数，知道自己在干什么，前景如何？从而满怀自信地走出事业的第一步。

自我肯定才能建立自信，而自信又是成功的基石，有自信的医生才能得到患者的信任，有自信的医生非常清楚自己在说什么、做什么，了解自己达到目标的可能性，而

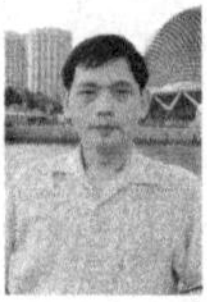

患者对他们也会有一种信赖的感觉。

自信这种东西虽然看不见，摸不着，然而，如果你想象与对方对调角色，变换角度，站在患者的一方，你就会体会和明白它的重要性。如果有一天，患者是你或家中的一员，当你目睹主治大夫在诊治时眼神飘忽不定，言语顾左右而言他时，不知道你心里是什么感觉，是否觉得有必要马上转医呢?

不要老是埋怨老天仅赐给你“次等”的条件，其实在不同的患者心目中都有不同的尺寸，每一个人都可以扮演不同类型的医生，而不同层面的患者，会需要不同类型的医生。所以你只要自我肯定，建立自信，找准市场，明确自身定位，你就是某类患者心目中的最好医生。

新加坡东部有一间伤科诊所，主治医师只参加过数个月的推拿学习，但他每日的患者不少，靠的就是尽心尽力为患者做推拿治疗，虽然专业知识面可能较薄弱，治疗的都是一般的跌打损伤，但是他收费合理，热情周到，所以不乏一些让他尝试治疗的患者。

从整个中医行业的大环境来看，近年来随着中医临床和学术水平的不断提高，以及现代科技对中医科学性的诠释和证实，中医神秘面纱正在逐渐退去，许多国家开始认识并接受中医，中医的社会需求正逐步提高，寻求中医治疗的群体也日益庞大。

就新加坡而言，传统中医在国家卫生保健体系中所占的比重日益加大，卫生部已立法注册针灸师和中医师，这一关键性举措让新加坡中医群体在市场上得到更高层次的认可，直接提升了中医师的地位。现今的新加坡，接受中医的患者群体正逐步增多，中医师的影响正逐步加深，以热情、亲和、容易沟通为特征的中医从业人员的收入也日益看涨。

以前中医所治疗的疾病，大部分是西医不屑处理的病种，或是经西医治疗未愈之疾，患者转看中医或多或少心存尝试之意。现在情况已大有不同，尤其是你一旦得到患者的信任后，一般的常见病他们也会找你治疗，让你觉得逐渐变成了他们的家庭医生，这在以前是无法想象的，中医师的地位就是在这种情况下被确立的。

今天，中医已经成为患者首选的医疗体系之一，已经成为国际上使用最广泛的传统疗法之一。在新加坡的中医患者群具有不同文化背景，来自于不同的社会层次。前者包括华人、欧美人、印度人、马来西亚人等；后者则上至国家领导、亿万富豪、高级白领，下至普通百姓、家庭主妇等。

与其他医疗体系的从业人员一样，你成功建立起的基础群体越大，你在行业里的地位就越高。虽然新加坡政府尚未把中医师与西医师完全等同，但是在民间由于广大中医师的不断努力和他们的患者群体不断扩大，越来越多的人开始肯定中医的价值，这一事实可以从称呼中体现出来，以前人们普遍称中医师为先生，现在多数已经改称医师或医生。

新加坡的中医事业能够蓬勃发展，中医的地位大大提升，有两个人物功不可没。第一个是曾士生先生，这位曾

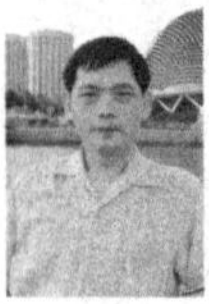

经在中国苏州工作过的部长。在他出任新加坡卫生部次长的时候，根据他在中国所见到的中西医并存的实际情况，应用了他的“老人老办法”智慧，在千丝万缕、错综复杂的背景下，迅速整顿并厘清了新加坡的中医市场，成功把相关法案送上国会审议，通过立法完成了中医师注册制度，成为新加坡中医发展史上的一大功臣；另一个是现今新加坡卫生部部长许文远先生。许先生是一位了解市场、贴近群众的负责任领导，他根据市场规律，以“适者生存”理论为主导，正视许多民众乐于接受中医治疗的事实，摒除了许多障碍，使中医在新加坡国家医疗卫生体系里合法运作，能够与西医并存、协作和竞争。所以，中医这个有两千年以上历史的传统医学能够继续发扬光大，这些具有果敢决心和市场眼光的领导不可或缺。

在以往的艰苦时代，中医靠的是疗效来得以传承、延续，绝对不可能是依靠有人所谓的“文化认同”，因为大家身处经济困难时期，谁也不会拿自己的金钱和健康作赌注，置世界闻名的西医体系不用，转而寻求中医治疗。无数的事实证明，正是中医确切的疗效，才使它能经得起时间考验，也使我们从非常艰难时期挨过来，并成长壮大。

二、国际肯定

现在美国几乎所有的州政府都承认了中医针灸治疗的合法地位，并于 1997 年 11 月将针灸的身份提高到“补充与替代医学”的地位，官方正式确认针灸是一种“有效的、正规的治疗程序”。

2004年12月21日美国各大媒体报道，美国国家卫生研究院（NIH）国家补充和替代医学院（NCCAM）研究中心以及国家肌肉骨骼和皮肤病研究所，经过长期和严格的临床双盲试验后证实，中国传统针灸疗法能有效地缓解膝部骨性关节炎的关节疼痛和功能障碍，实验结果发表在次年的美国医学杂志《美国内科年鉴》上。

项目主任施特劳斯（Stephen.Straus）当天在接受哥伦比亚广播公司采访时谈到，发现中医针灸治疗既安全又有效的结果对美国来说有一定的讽刺意味，它给我们的教训是，即使采用现代科学严格的评价标准，我们仍然可以向两千多年前有创见的开业者学习，绝不能因为他们发展了不同的观念而排斥他们。

据不完全统计，全美国采用补充与替代医学的人，从1990年的4亿2千8百万次激增到1997年的6亿2千9百万次，而看医生的次数，1990年为3亿8千8百万次，1997年为3亿8千6百万次。说明在西方国家，使用补充与替代医学的人次逐年上升，并且已经逐渐赶上使用西方医学的人次。

新加坡联合早报2005年年初刊载了对于西医团体的调查结果，显示西医市场有萎缩的迹象，部分西医开始转行，并认为其中部分原因是来自中医的竞争，这也符合了美国医学会的调查报告。另外，近年来洋中药的迅速崛起，对西方社会带来的冲击不小。总之，因为经得起实践的检验，所以可以预见中医药将来肯定是世界各国保健事业的新宠。

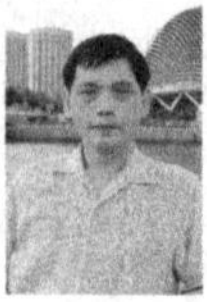

在中国，由于中医学在发展过程中受到诸多历史条件的限制，其发展速度相对缓慢，但是中国是中医的发源地，聚集了大量的资源和人才，所以仍然具有领头羊的优势。近年来，随着中国经济的迅速崛起，各大中医院校研究经费充裕，优秀科研人员大量投入，中国同业们正积极地思索、探讨，努力将博大浩瀚的中医药资源转换成效果实实在在的中医药产业，并进一步提升和完善中医药理论，为整个人类的健康事业带来新的希望。

德国哲学家黑格尔有句名言：“存在即合理。”因此，作为创始中医的中华民族更应该科学、理性、客观地认识和评价中医，为中医的发展推波助澜，并享受由此带来的丰硕成果。

第四章

中医的价值与潜能

市场的需求决定了在此行业内可发挥的程度和创业的难易指数。眼下中医是一个市场需求正逐渐加大的行业，这可以从许多海外的大学近年来纷纷设立中医系（专业）的势头看出端倪。

2003年，亚洲著名的南洋理工大学与北京中医药大学联合筹办“生化与中医”双学位项目，新加坡政府为此投入大笔经费，希望能进一步开拓中医市场，并以现代科技去破解中医的“千年之秘”。除此之外，海外还有许多西医开始学习中医，对于部分病种也尝试以中医方法治疗，最终实现“疗效”与“效益”双赢。

目前海外中医市场良好的大环境，使得现在创业与多年前相比容易不少。我们从每天报纸的广告版中征聘中医师的数量就能察觉市场的饥渴程度，将来大专院校毕业的新一代中医进入市场工作后，情况就会得到缓解。但是从另一个角度分析，由于从业者急剧增多，在中医市场中熬出头就相对比较难。当年的先驱者现正在享受成果，后人想要在“弱肉强食”的市场中闯出一片自己的天地，确实是不容易，所以要具有较突出的条件、灵活的经营思路，才能脱颖而出，成为一个优秀的中医经营者。

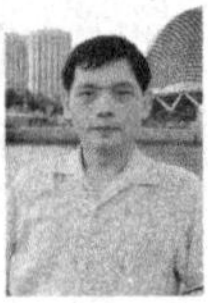

我的恩师、方剂学教授谢鸣常调侃说：“中医之秘在于剂量，成功之秘在于伎俩。”所以，你只要方法得当，循规而上，因人因地制宜，你一定能在成功之路上自由驰骋。

一、市场价值

今日的新加坡中医市场已进入企业化经营模式，挂牌公司百年老店余仁生和一台湾集团领导市场，它们各自拥有数十家连锁中医药房和诊所。另外，个人经营的诊所也有六七百家。所以在新加坡这个只有四百万左右人口的国家，中医行业可谓进入了群雄逐鹿的鼎盛时期，每年以亿元计数的医疗保健“大饼”让从业人员瓜分。

政府医院自主经营后，出于市场经济的压力，经过多年的犹豫和挣扎，近年来西医院内也纷纷开设了中医、针灸、推拿等科室。中医师个人也已经获得国家卫生部允许，可在西医院内设立中医诊所。目前在新加坡的中医已被公认为是辅助西医最有效的传统疗法之一。

我早年在中国学习中医时，曾有一位女护士对我说：“现在中国人都不大信中医，你还来中国学习……”我闻听此言，甚感其人之肤浅。反观医学领域，有多少病是西医能完全解决的？如果患者想要有更高质量的生活，现有的医疗体系中难道没有第二种选择吗？也许你会说：“西方国家没有中医也一样没问题”。可你知道他们为本不需手术的患者而错误动用手术这一项一年的经济损失有多少吗？他们为抗生素的滥用付出多少代价吗？

临床上有水平的中医或西医都了解自己的长处与短处，只有初出校门的医生，才会以为自己能治好天下所有的疾病，正所谓“学医三年，天下无不可治之病；行医三天，手中无可开之方”。

西医的手术治疗确实很有效，也很直接，但也有它的局限性和并发症。举个骨科例子：解决颈椎病引起的手麻或疼痛问题，西医治疗是把相关的颈部节段骨赘切除，花费至少要几千新元，而中医通过内服外治等适当的治疗，也能很快缓解病情，重要的是可能只需花几百新元，所不同的只是西医给你一道刀口，让你看看骨赘的样子。但是你不要忘了，手术后因椎体的不稳定或失衡，可能又会造成其他节段新的病变。再比如，科雷氏骨折的手术治疗，除了送患者刀口，还送固定板和螺丝钉，而中医外复位却可以做到不留痕迹。

两种治疗方式都各有所长，不同的病情，不同的病种，适合选用不同的治疗方式，患者应该明智地在两种医疗体系中取舍或是同时运用。当然，在患者作出选择的时候，也决定了它们的市场价值。

以一个外国人的眼光来看，中国在经济腾飞之后，政府在人民能负担基本医药开支的情况下，一定会在卫生保健事业上同步进行改革，各级医疗机构将走向自负盈亏的发展道路。中国的大中城市因地区流动人口的激增，导致更多的医疗机构、特色医院和个人诊所出现在市场上。随着各个高校的扩招，每年都会有数以万计的中医学院毕业生进入市场，可以预见，今后一段时期，中国的中医市场

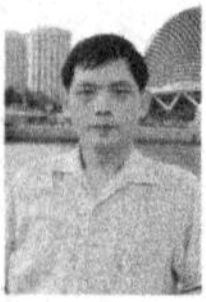

必定会迎来一个新的发展机遇。

中医的整体治疗方式、安全有效、方便等特色，也可通过吸引国外旅游医疗团到中国治病，给中国带来丰厚的外汇收入。因为中国是中医的发源地，这种得天独厚的条件是他国无法复制的。

二、市场潜能

中医是以“天人相应”的整体观为指导思想的医疗体系，中医学认为人与自然、社会是相互作用、密不可分的统一体，每一种疾病的发生都存在人体自身与环境的相互作用。

许多发达国家经济高度发展，工作节奏异常快捷，紧张而又压抑的工作环境，令许多职场男女出现各种职业病，或处于亚健康状态。由于这些是一个渐进的过程，当然不会马上要人命，但长时间的忽视或失治，最终将影响个人的生活质量，并导致严重后果，对于社会经济造成巨大影响。

按中医观点，上述情况不外乎都是由自己的“七情”即喜、怒、忧、思、悲、恐、惊所引发的。因为生活环境压抑，精神高度紧张，导致身体发生一系列改变。从开始的亢奋，积累到一定程度后转向疲劳，最终从疲劳转向衰竭。譬如心脏病、高血压、阳痿、早泄、颈椎病等疾病常会出现在这个过程中。而中医针灸、推拿或中药等治疗都能够较好地发挥优势，尤其是应用中医特有的调神法，效果确切，其安抚、安神、安定的效应就像对于烦躁不安的婴儿，经母亲的手拍打几下后，便能迅速恢复平静的自然状态。

中医治疗现代职业病、亚健康的效果比西医有过之而无不及，而患有这类疾病的群体数目正逐年增加，认准并把握好这一趋势，中医就有更广阔的发展空间。上述这批在职年轻人就是中医的“准顾客”，如何让他们知道中医疗法的优势，是当代中医师的使命。

新加坡的西医医疗水平世界闻名，过去西医一直是普罗大众的医疗首选，而寻求中医治疗的患者只占很少的份额，随着中医宣传力度的加大，大家对中医的认识逐渐深化，再加上中医从业人员积极争取更大市场的努力，使整个中医行业的状况正逐年改善，现在，在新加坡尝试中医治疗的人正在逐年上升。

东盟的中医市场也正在以极高的增长率攀升，目前正朝统一的检验标准前进，将来在通关时无须再重复药检，这给中医药的发展将会带来更大的便利。只要你到印度尼西亚首都雅加达的中药批发中心看一看，就能知道传统药物在当地的普及率有多高，不容忽视的中医药市场有庞大的发展空间。

我曾经治疗一个澳大利亚某市镇的西方人，他深受颈椎综合征困扰多年，经在我院治疗三次后，对于中医药和针灸的疗效大为赞赏，坦言如果在当地开展中医药事业，肯定会有治不完的患者。可见，一个发达国家虽然可以享受现代的医疗服务，但是不一定能解决所有的问题。其他

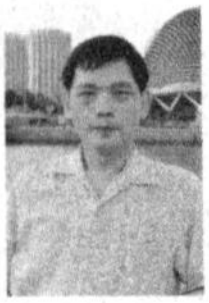

的医疗选择也是必需的。

从市场角度分析，在中国以外的中医历经几百年不被淘汰，靠的是中医的“简”“验”“便”“廉”，拥有大批的受益者和拥护者，更何况现代的中医师学贯中西，精通中、西医两种治疗方式，因此，他们成为时代的新宠也就不足为奇了。同样，如果西医也学习中医的治疗方式，他肯定将会是西医界中的佼佼者，其患者群体也将进一步扩大。

中医治病强调“因时、因地、因人治宜”，以人为本，治疗的是人；西医强调疾病的病理、解剖，治的是病，以至许多疾病在病理不明时西医就无从下手。我曾经接触过一个西医世家的小患者，父亲是西医心肺外科专家，母亲是病理学家，外公是家庭医生，小孩随母亲到马来西亚的沙捞越旅行后出现发烧症状，服了多日的扑热息痛片后，反而出现下肢痿软无力不能行走的状况，许多知名西医儿科专家都束手无策，在百般无奈的情况下，小患者家人接受了中医以牛蛙炖黄芪等补阳明的建议，结果数剂后小儿就起步而行，令其双亲惊讶不已。

西医尽管高度发达，但对于目前许多人类的病痛仍未找到有针对性的治疗手段，而中医以其独特的理论与诊疗方式，恰恰能填补此项空白。20世纪初期，有谁会想到西方医学在迅速发展的同时，又在许多慢性病、新病的治疗上陷入困境呢？许多药物经过时间的洗礼，尤其长时间的服用后，大量的副作用开始显现，制药厂也面临大量的索偿官司。因此，人们开始反思自己的医疗习惯，并逐渐接受创伤小、副作用小的传统医学或补充替代医学。

从中医行业自身来看，为符合现代都市人的需要，它本身也在积极变革。如预先调制的中药汤剂、浓缩颗粒和药丸等，省去了熬煮草药的麻烦，虽然仍有难咽的酸甜苦辣滋味，但是为了身体的健康，患者还是乐于接受的，因此接受中医治疗的患者日益增多，中医的市场潜能得以进一步发掘。而中医市场的繁荣又带动了每年数以亿计利润的中药加工业，中医药的齐步发展使越来越多的人从中获益，分享成果。

三、市场需求

一个成熟的行业必须要有实际和持续的市场需求，所以积极地寻找、主动地开发市场是至关重要的，只有天真的人才会空想机会从天而降，有远见的经营者会洞察先机，四面出击。

我是1992年在中国漳州张宝春骨伤科国际学术会议上认识宋一同教授的，宋教授灵活的思维、超前的理念和对国际中医未来发展趋势的预测给我留下了深刻的印象。他提出了中医教育及医疗商业化、国际化概念，这在当时中国的学术界是不多见的，许多封闭的同业者们对于他的前卫作风不敢苟同，评价褒贬不一。但对我来讲，他绝对是一个走在时代前沿的中医营销专家。

事实证明，通过他的努力，中国许多中医院校走上了国际中医大舞台，形成了新的中外合作办学模式，一些长期从事中医医疗和教育的人士因此迈出国门，开始与海外

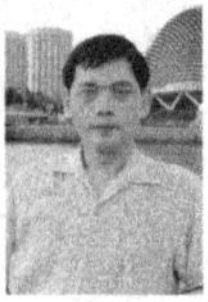

同行接触、交流，同时也为许多海外中医师、有志于从事中医行业的人士提供了到中国学习、交流、观摩的机会。当然，这些功劳不能全记在他一个人身上，但是他确实在这方面做了不少开创性工作。

基于市场对中医的强烈需求，西医开始学习中医药和针灸，并在西医医院应用，以弥补其治疗手段上的不足，患者反映也非常良好。在新加坡医疗法令下西医可以使用中医中药和针灸疗法，而中医师只能用中医的治疗法，因此新加坡的中医医疗市场又迎来了一批强大的竞争对手。

近年来，由于整个大环境得到改善，新加坡中医诊所如雨后春笋般大量涌现，许多原来只是利用部分时间做兼职的中医师也瞅准机会开始转入全职行列，中医市场呈现出一派欣欣向荣的景象。

可以预见，将来的发展趋势一定是西医和传统医学（包括中医）两个领域的更紧密交融与贯通，它们各自以不同的观点互相推动，继续前进。

临床上常会听到一句名言：“年轻时候养老婆和孩子，老了养医生。”我想这话对中医师尤其适合，因为中医在治疗老年人疾患上占有很大优势。在当今发达国家，人口老龄化严重，这对中医来说是一个巨大的市场。根据专家预测，新加坡在20年后每5个人之中就有1个是老年人，中国、日本等国家的人口老龄化问题也不遑多让，试想如此庞大的潜在市场近在眼前，把握这一个机会，还会有什么专业比中医更有前途呢？

我在十多年前曾经治疗过一位79岁的老年骨质疏松症

患者，因脊柱侧弯引起神经受压迫，造成起身时腰腿剧烈疼痛，已经卧床多月。经本地多位西医专家治疗无效，家属束手无策，只好千里迢迢送往美国治疗，希望能借助西方国家的先进医疗技术来挽回“颓势”，结果只换得“你已经老了，回家多休息”这样一句话。

后来我应邀出诊，当时用了针灸、推拿以及活血化瘀止痛之药，治疗一个月后未见起色。正当我束手无策的时候，恩师刘柏龄教授恰巧到新加坡访问，我赶忙向老师请教和请求帮助。老师用了 10 剂大补肝肾的中药，记得当时处方中有：熟地、淫羊藿、补骨脂、鸡血藤、当归、黄芪、杜仲等，加针刺金津玉液、至阴穴，两天一次，没几天患者病情就大有改善，可以不需别人搀扶就能自己起身就座；继续治疗一个月后，患者已能拄拐而行。

老师治疗老年人骨病的思路让我豁然开朗，中医治疗要做到不贪眼前之功而筑基础之根本，达到治疗的目的，这种境界应该是由心境、技术和道德修为共同决定的。

不管是患者的需求，还是医生自身技术提升的需要，中医、西医在市场上的需求会随着技术、潮流的发展而调整、变化，这需要从业人员以敏锐的嗅觉去发现、去把握；同时，学术研究必须跟紧才能及时纠正错误的理论和观点。许多创新性的新生事物层出不穷，我们一定要有开阔的胸襟和不断学习的思维方式，才能超越自己的学术局限。

第五章

改变中医

每个人的寿命虽然长短不同，但是对于同龄人，大家的机会都是均等的，如果自己没有达到目标，没有取得与别人一样的成就，就不要拿诸多借口来掩饰自己的懈怠，或者埋怨别人没给你机会。

我们应该积极改善并提升自身的素养，使自己能在大环境中有更大的生存和发挥的空间，即便失败了也不要以为是社会淘汰或拒绝你，应该承认是自己跟不上同龄人的步伐。

调整自己去适应大环境是时代趋势，如果违背这个定律，不管是人或是事务，都将可能遭受灾难性的后果。对于掉了队的人或事物来说，要想方设法重新归队，就必须付出比别人多的精力和时间。而要与强势的对手竞争，则更是需要借助强者的肩膀，从高点起步才省事。

有些东西能通过人为的努力、操作而获得。医学价值的核心关系到人的健康、性命，从事医学这个事业将会改变我们这一生，无论是身心素质的提高，还是财富的增长，这一切就是医学给我们带来的改变。

换一个角度来说，我们也要尽量改变、改良医学的内涵，以达到相互共存与相互促进的目标。例如，将西医的

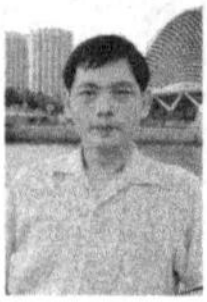

成就与中医的精髓相融合，效果往往比单纯使用一种好，无论是中医还是西医，若人为的抗拒改变，将延缓整个医学的进展。

也许因为中医太注重古书的学习、太推崇古人的经验，以至于模仿、模拟古人的思维和用药方式者大行其道，甚至将其标榜为“正宗”“经典”。实际上这种治学态度“造就”了许多中医师思维僵化，缺乏创新，缺乏活力，没有办法跳出前人设下的条条框框，这也是为什么时至今日，中医界仍然没有人自认或公认医术胜过张仲景或其他古代著名医家的原因，是现今医家的智慧真不如古人，还是我们的思维、评价方式有问题，我想大家心里都明白。

我们崇拜的许多名家都没有上过中医学校，他们凭的就是自学和跟师临床，哪像今天我们都系统地学习过中医理论多年，临床机会也不少。古人由于交通不发达，药材贸易肯定也有地方性局限，我们可以从张仲景所传方子的药味中看出端倪。医圣的技术再好也是一家之见，是否考虑过当时囿于条件限制，将就只使用哪几种药？是否时至今日仍然是无双的匹配？这都是值得思考的问题。

尊敬古人先贤固然是美德，但是全盘继承而没有任何异议就是个问题。中国的教育制度培养出了尊师重道的优良传统，但是在许多文章中，尤其在研究生论文中，不难发现弟子力捧老师的文章，自吹自擂或赞扬老师的成果，从来没有弟子敢提出质疑。这样的中医如何能成长呢？是否真的前人的成就已经十分完美而没有改善的空间了呢？也正是长时间养成的自满心态，让中医继承者活在自己的那一片狭窄空间，没有看到别人的进步，也不想加以承认；不屑借鉴其他医疗体系的长处来补充自家的不足，甚至借口“正宗”来打击有远见的改变者，喜欢坐轿子的人是否应该因时代不同而改乘轿车呢？

我曾经治疗一位男性患者，年龄只有30岁，主诉举而不坚、早泄，症状已经维持一年多，经过无数中医师治疗，结论都是肾虚，治疗以肾论治，但是皆无功而返。该患者在问诊的过程中，情况就好像多数的阳痿患者一样，没有其他特殊症状可论断，在进一步抽丝剥茧地问诊下发现了新情况，原来患者的妻子认为性生活是非常龌龊的事，经常拒绝同房，矛头直指丈夫头脑思想肮脏，患者要求屡受责备，在长时间的压抑下，渐渐感觉勃起困难以至无交而遗。

许多中医师对于古人的经典理论都不敢质疑，一般也照抄不误。由于中医传统理论认为肾与性关系最密切，所以在治疗阳痿一症时，往往以补肾为正宗。根据临床研究或观察，年轻人阳痿多数因为气血供养和神志问题而引发，年老体衰雄性激素低下的肾虚问题只占极小部分。如果真是来了个80岁的老人欲治疗阳痿，男科大夫补再多的肾我看也是枉然。

阳痿问题是错综复杂的，自古以来，由于道德和文化的影响，东方女性长久处在较闭塞的社会里，性就成了男人主导的活动，女人也以为男人是性机器，阳具随时随地都可勃起，自己只需坐享其成，不需要作出贡献。实际上性活动的成功基础是建立在感官刺激上的，而经过长时间的一起生活之后，密切的接触让一切变得平淡，所以女士

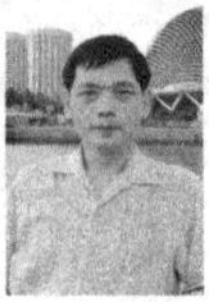

在生活中“贵妇”与“荡妇”角色的转换将变得十分重要。

男人的不举，女人要负部分的责任，这也是治疗过程中必须考虑的环节之一，不是单方面的肾虚就能概括的，更何况华人对于性的羞耻程度到了难以启齿的地步，许多资料都是医者自己推断出来的。文献显示，许多补肾法疗效果多数不错，是否其中水分含量很高？还是某类补肾药之中蕴含着其他的作用？

随着普通大众教育水平的提高和思想的解放，医者更应该放下身段，向性功能低下患者提出难以开口的性问题，多方面的收集资料，才能以创新的治疗理念和观点来处理临床问题。

一、专业形象

医疗行业尽管属于一门专业性非常强的服务业，但是也不能再像以前要求的那样只要能治好病就行，时代在变迁，中医也必须与时俱进。中医像其他现代行业一样需要包装、宣介，才能建立起具有权威性的形象，只有经过精心包装的行业，才能进一步凸显自身的价值。如果想要别人看得起我们，就必须先把自己的层次提高，低层次的人不容易受到重视，更何况还要代表一个专业呢。

我在马来西亚的柔佛州见过一同行，在一间破旧不堪、灯光昏暗的药材铺里，只摆着一张桌子和两张长凳，穿着随便，只穿着背心短裤就开档行医，膏药糊在厕纸上给患者包扎伤处，虽然患者不少，可是要提高到专家的地位就

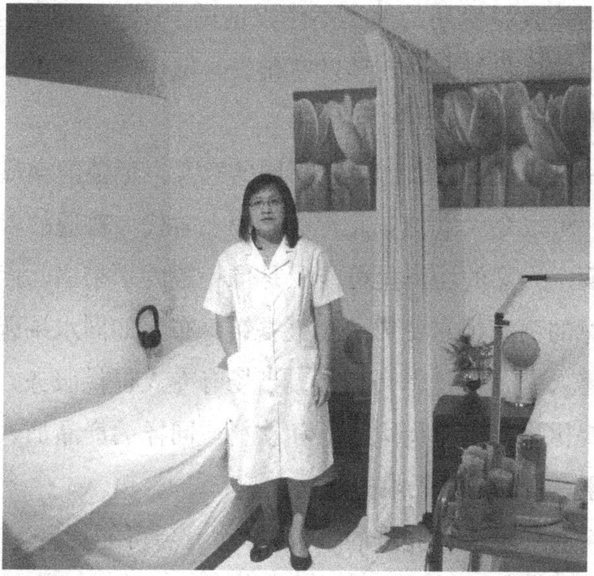

有许许多多的问号。

你看市场上有许多我们长年光顾的行业，譬如理发业，旧式的店面昏暗无比，门面肮脏，满地都是刚剪下的头发，几个穿着随便的老年理发师在懒懒散散地经营着，长期的麻木和惯性把此行业糟蹋成没有品位、没有技术、没有前途的行业。

突然有一天，我们发现同样从事的是理发业，但招牌换成了“×× 发型设计”，或“×× 美发沙龙”，店里灯光明亮，装潢考究，地面清洁卫生，没有一丝头发。理发师全是制服笔挺的年轻靓丽小姐，或年轻帅气的小伙子，并配有专业的发型设计师，墙上挂的是欧美知名发型学院颁发的证书，而且技术、服务也更强调个性化，他们会根据你的脸型给你设计独有的发型，用吸尘机似的管子吸取

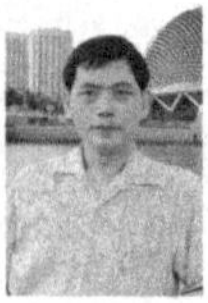

剪除的头发，锋利的剪子不像以前的“牵一发而动全身”了……尽管收费比旧式理发室昂贵，但仍门庭若市。这正是正确的包装所起的作用。

一个行业的包装，具有不同的意义，形象的突显和潮流化，可以令大家感觉此行业能跟上时代。普通的卖榴梿的店面，大家的脑海里可能只是像一般的水果店，而现在有创意的商家把它变成了榴梿餐馆，布置如同水果园，不需要客人费劲自己剥开榴梿，当场有专人提供服务，店里头还提供许多榴梿周边产品和饮料。同样的产品加入了新的元素，带来的是无限的商机。

今日你手上最先进的手机，3 个月后可能就是过时货。

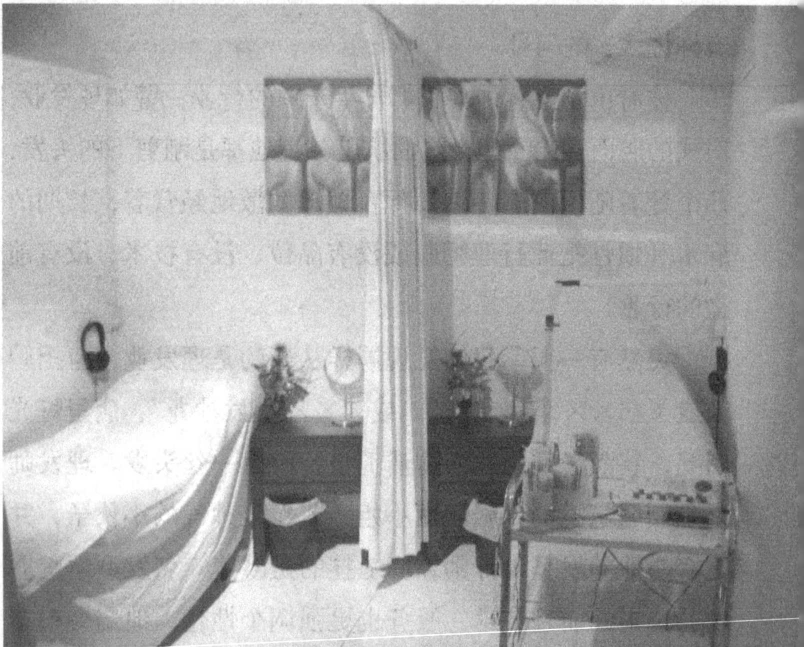

现代科技进步可谓一日千里，就连医学理论也在日日更新，老的东西虽然不错，但是会欣赏的人将越来越少，如果想要不被时代遗忘和抛弃，我们就要接受改变。

现在的中医师既要面对同业的竞争，又要受到西医的挑战，更要面对学历越来越高的挑剔患者，现代媒体网络的发达，患者可以从许多渠道获取所需要的资讯，只有不断提升自己，改进形象，才能使自己始终立于不败之地。

我们在临床上常会听到患者说："我到某医师处也吃中药、扎针和做推拿，您给我做同样的治疗有效吗？"这个问题实际体现了患者不了解中医的治病特点，以为中医的治病方药与西医给药一样，千篇一律。

中医治病成功的关键在于医生对患者临床症状、体征的收集和分析，以及因人因地制宜。其实中西医治病的思维模式有显著不同，作为中医师必须让患者认识到，针灸、推拿操作就像手术一样，医师的自身水平和技术是决定治疗效果的关键因素。因此，为解决患者把中西医治病技术等同对待以及认为所有中医师都是同一水平等问题，我们必须要使自己的医疗技术与其他人有所分别，建立起自己的特色。譬如，综合多种传统治疗法，或对不同病给予与众不同的治疗法等，让患者有重新接受另一方法治疗的感觉。

记得我在刚开业的时候，就是看到了当时中医市场的保守观念，再结合个人自身条件，在专治跌打损伤的基础上发展成专业中医骨伤科，应用中医的四诊八纲，并将现代物理治疗与传统针灸推拿治疗同集一室，使患者产生"去西医院治疗，不如这里的中西合璧效果好"的感觉。

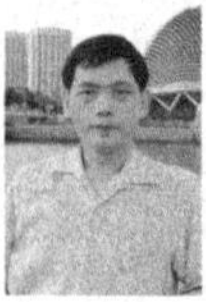

我们在应诊时要特别注意使用与患者共通的语言，即根据患者受过教育的程度，尽量使用他们能听明白的语言来解释医学上的问题，使他们明白你要表达的意思，并能与你进行有效地沟通，配合你的治疗。例如，腕管综合征是手腕部的正中神经受压所造成，虽然中医可诊断为痹证，但是对于毫无中医学知识的人来说略显模糊，如果你在临床上只说是“痹证”，将使患者以为你的水平有限，因为许多患者在来找你治疗前，可能已接受过西医诊治，如果你能一开始就准确说出了患者的病名，以及一些简单的西医病理，然后再以你的中医学识详细地分析该病的病因、病机以及中医治疗方法，患者一定会非常信服。

总之，我们在经营中医诊所时，通过新元素的注入，使患者有与别家不同的感觉，这样才能将患者牢牢地抓住。

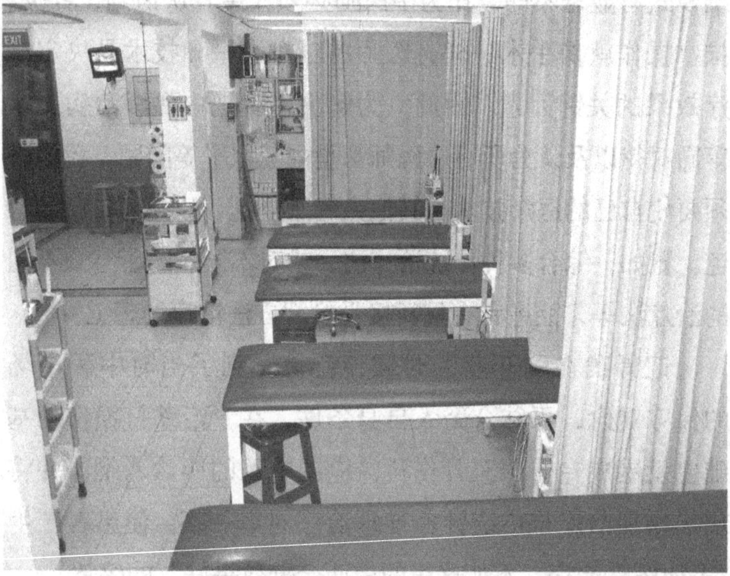

二、传统与现代的平衡

科学发展的历程就像是一条由众多经线和纬线编织而成的长带，各种学科就是它的“经”线，它们并行伸延在每个不同的历史，时代就像“纬”线一样把它们编织在一起，体现出各学科之间的相互影响和渗透，而且这条长带并不是笔直一条，它有时展伸，有时不免扭结在一起，这就是各学科之间在不同时代相互影响和渗透的结果。

拿这个来比喻当今中医，肯定有“保守”人士会说将会造就不中不西的中医。今天，西医用了麻黄碱、青蒿素，大家只会说西医进步了，能把天然药物提炼得更纯，使临床用量更少。但中医只能停留在“痹证”包含所有痛证，所有痛证都是由“风寒湿邪”造成的这些粗浅的层面上吗？增加神经压迫、各种炎性因子刺激等元素有何不可？

若患者经你诊断后，仍然对自己身患何疾不明，轻重也不了解，那你还有何专业可言？你对患者讲一些非常抽象、晦涩难懂的古典理论，以他们的知识程度又能了解多少？至于在海外受英文教育的华人和其他民族，他们对于中国哲学理论一窍不通，你满口阴阳转化、五行相生相克，我看他们会把你当作巫师。其实只要从事过临床的人都明白，有些病症借用西医的病名可以更贴切，只要患者能理解你要表达的意思，他们谁会关心你是中还是西呢？

北京东直门医院作为北京中医药大学的临床教学基地，目前除继续保留中医的特色，其病房或门诊还体现了西医

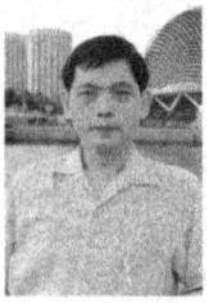

与传统医学并存的优势，中医专家们在同时了解中医、西医两种医疗体系的基础上，治疗手段的选择更丰富、更能贴近患者的需要。呼吸科中医名家武维屏教授在诊病过程中中西医并用，使中医方药发挥得淋漓尽致，武老师利用西医的气管收缩理论，在治疗喘症时把松弛肌肉的中药运用其中，临床效果突出，这也是中医理论的一大长进。

可见，作为现代中医，能融合多家之长，才能使自己更上一层楼。当然，中医治疗疾病时以传统理论作为指导非常重要，虽然西医理论能使中医的思维和分析范围加大，但是如果没有中医理论指导用药，临床将会一筹莫展，也不能把中医的特色发挥出来，这是至关重要的事实。

我曾经诊治过一位年轻血精患者，每次射精都带有大量的鲜血，严重时甚至在生理性勃起及晨勃时都出血，许多著名西医泌尿科专家反复做了详尽的检查，都认为没有任何问题，嘱其每星期要出精两三次，以疏通内部的残血，结果搞了两年多，患者精神几乎崩溃。查其舌质红、苔厚腻，属中医湿热化火，热灼精室，以致亢奋无节，勃起频繁；而湿热之邪循经下注，伤及精室血络，迫血妄行，则血随精出；络破血伤，则射精疼痛；湿热之邪影响膀胱气化，则小便短赤，淋沥不尽。处方用龙胆泻肝汤加白茅根30g，仙鹤草12g，并嘱咐患者严禁房事，手淫直到通知尝试为止。结果14剂后，患者小便通畅，精神愉快，行房时仅有少许鲜血附于精液。再诊，查其舌苔已转薄白，遂改用滋阴凉血法加止血活血药，即玄参30g，旱莲草12g，女贞子10g，血竭10g，麦冬10g，生地黄20g，蒲黄10g，白茅根 30g，仙鹤草 12g，但 7 剂后症状依旧反复。我经过反复思考，以中医“久病必有瘀”理论，选取凉血活血并能止血之品，即生蒲黄 12g，五灵脂 10g，生田七粉 5g，赤芍 10g，乳香 6g，没药 6g，丹参 10g，儿茶 10g，患者连服 49 剂后，终告痊愈。

总之，当我们提倡中医积极接受现代科学知识的同时，不能走向另一个极端，关键是要在传统中医与现代西医之间找到合适的平衡点，这才是所谓的现代中医。

三、中医教育

中医教育应该不断修正错误和填充新的空白，而不是抱残守缺，千年不变，增加现代研究可填补以前的真空，呈报错误以避免重犯。中医教育要想跟上时代，痛苦的改革是不能避免的。中医学的科目很多，且划分又有困难，以致许多理论被重复多次，造成学生在功课上的额外负担。

中医是一门学术，学术只有与时并进才不会遭淘汰，才能增加其价值。举一简单例子，清朝服饰如果你在现今天天穿着，肯定多数的人认为你精神有问题，即使是流行百年的西服，为了迎合潮流，也不例外，虽然西装还是西装，但是天天都在更新概念，换主题、换颜色，以保持其在服装市场的主导地位。

地方戏曲的情况就是很好的教材，虽然历史同样久远，但是从业者没有赋予其新的内涵或者因为跟不上时代的脚步，逐渐被新近的一些娱乐方式所取代。由于不能跟上新

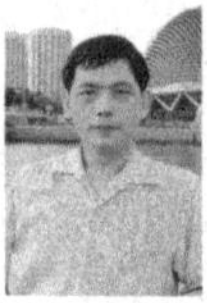

时代人类的品味，导致追随者渐渐稀少。由于市场的需求越来越少，学习的人理所当然就会害怕前途暗淡，纵有个别也只当成业余爱好，因此它的传承将面临一定的困难。

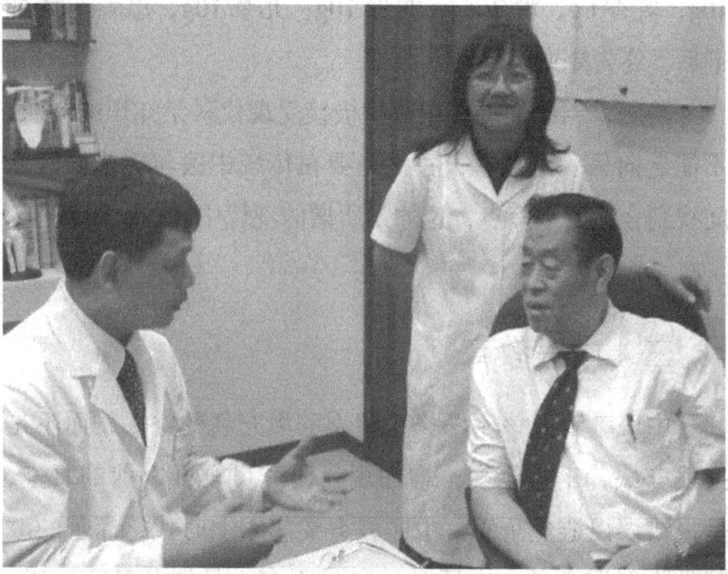

许多关系日常生活且看似没落的行业，经过了创新性的改变和新元素的加入后，不只峰回路转，而且被发扬光大，前提是这些变革都需要因时因地制宜，不能盲目地强加乱套，这样才能有实际的效果。中医药本身就是一种经得起时间考验和时代洗礼的医疗保健行业，因为地缘而发展各异，时至今日已经趋向同步，因此只要同业者们加以修整，前途将会是一片光明，我们凭借此专业，让自己能为患者作出贡献而显出自身价值，也让价值转换成财富，这一辈子的幸福就是要靠它来获得和发挥。

任何一个行业都要不停地注入新元素，不断求新、求变。中医学理论比较侧重于易经哲学的诠释，天、地、人对身体的影响，这些都是中医的精髓部分，不容置疑。然而，根据临床需要，是否也应该引进一些现代科学理论。例如，用力学原理来解释某些骨伤科症状，充填中医对痹证解释的不足等。我想生活习惯或行为偏差的问题利用现代行为学、心理学原理解决，既能将中医的理论更细腻化和形象化，也能更有针对性，无形中把中医延伸到另一个层面上，他们在高中或初级学院所学的一些课程也就得到了印证的机会。

现代中医师既然已经接触并掌握了现代西医学内容，就不要一直向后望，以中西医有关理论为指导，大胆假设，小心求证，不断向高位推进，让两种医疗理论相结合，使中医师能更准确掌握疾病的病因病机、预后，熟悉两种医疗体系和中医可发挥的优势，在中医理论的指导下更精确地遣方用药，把自己的水平提高到另外一个层次，拉开与其他竞争者的距离。

两千年前的临床探索、病例记录、理论总结肯定不完善，而且现代人对古人思想的理解也不可能完全准确，何况现代的发病环境、人的体质与两千年前已大不相同。中医学自身有追寻先进、不断创新的特质，不要像做文史研究那样对待中医，墨守老祖宗的条文，把自己埋在故纸堆中，对古人理论去花费大量的时间作不同的诠释，最后只能落下“西医的书越读越新，中医的书越读越旧”的笑柄。

中医经过了数千年的发展，东南西北中各地百花齐放，从远古到今天，各家各派的后人继承的肯定比上一辈丰富，

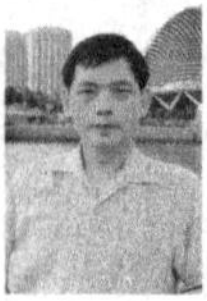

而且因为年代靠近，现代医家在思维和用药方式上会更加接近近代医家，我们不应该置近代许多名家详细记载的医案不用，只去琢磨和猜测 2000 多年前医家的想法。

法律学上的现成案例只能当作参考，律师们还是会想方设法去推翻它，就是这样的精神才使该专业在挑战中不断取得进步。

中医实际上是属于应用型学科，实习的过程就是让学生有机会印证理论，所谓“熟读王叔和，不如临床多”，认真跟随临床指导老师学习，踏出校门后就可以少走五年的摸索之路。

中医学术的发展也应该以临床为先导，疗效为根本，中医的科研和教学必须以此为出发点，但现实是中医科研和教学似乎更注重“自圆其说”……凡此种种，是值得我们深思和改进的时候了。

在资讯发达的时代，许多事情再也不需要“耗费毕生的精力”才能办到。如果你能很好地掌握资讯工具，以及获取资讯的方法，你就可以迅速地精通他人之长，全面地把握学科的发展和趋势，在最短的时间达到博采百家之长的境界，再也不用靠自己辛辛苦苦地摸索几十年，在狭窄的个人智慧中打转。

我记得在一次博士论文答辩会上，有一位老专家感慨万千地说：“我们以前写一篇论文，能读上十来本参考书已经了不起，某某同学却能在如此短的时间参考近 300 篇文献，真是时代不同了！”。

中医研究生教育是一种继承老中医经验、探索中医中药新作用的有效途径，长期以来中医一直靠口传心授来延续、传承，发展得十分缓慢，而研究生教育则是主动利用现代科学研究方法去发掘和印证传统中医药，这种教育模式下培养出来的人才对于专业理论的把握、治疗结果的评判、新药的开发、对疾病本质的认知等能有更深一层的看法。

不可否认，由于中医研究生制度实施的时间尚短，目前还有一些不足之处，而且总体来看，受研究生及其以上高等教育的人数仍然相对较少，结果造就了“精英分子”与“民间医生”两个层面的激烈冲突。例如，无论在中国或新加坡，都有中医研究生被边缘化的现象，一些保守的“管理者”“政策制定者”既要吞噬研究生教育高昂的学费，又不心甘情愿承认别人的研究生学历。人的天性就是这样，容易同情比自己弱的一群，愿意安慰并伸出援手，却很难衷心赞美比自己强的对手，所以中医研究生的境况就可想而知了。忌妒这一人的劣根性，正越来越成为中医发展的绊脚石，而能让这些令人又爱又恨的中医研究生在不同或更高的层面上去思考、创新中医，将能极大地促进这个行业的进步。

从另一个方面来说，基于民众教育水平的普遍提高，他们对高级别医务人员的需求也更加强烈，所以，作为一个中医医师，要想在同业中继续保持优势，接受精英教育是大势所趋。

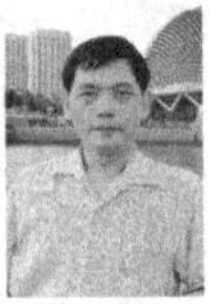

四、团队合作

患者的心态和对中医的认识，决定了患者对中医师的选择。在中医群体中，总有部分人自恃清高，瞧不起同行，往往把许多自己治疗范围外的病患推荐到西医院就医而不是推荐给同行。例如，中医内科医师遇上骨折患者，中医骨伤科医师面对腹泻患者等，自以为把患者推荐给同行就

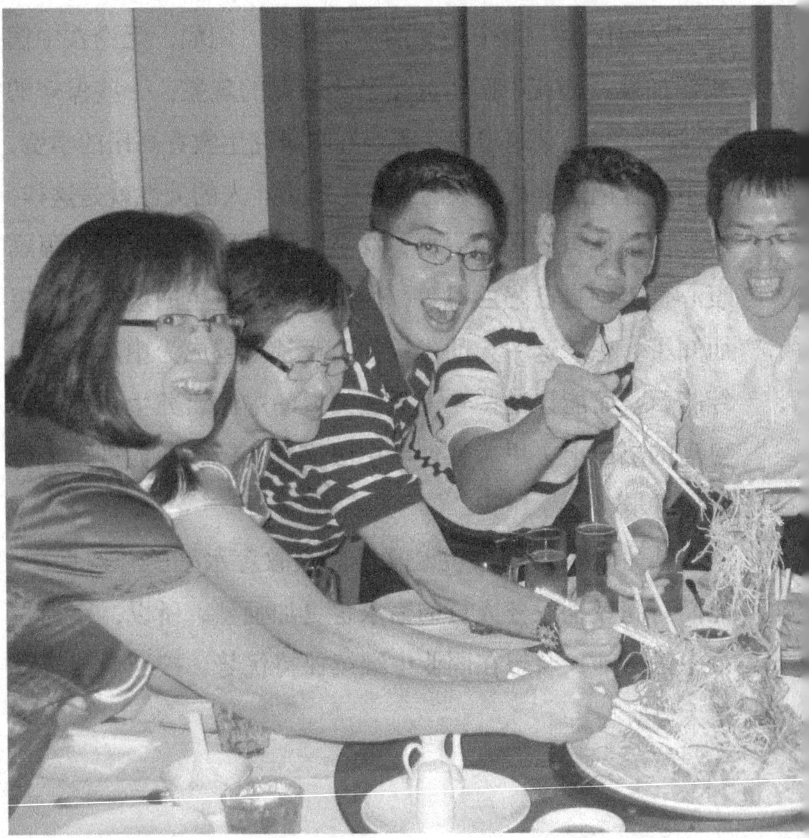

是贬低自己而抬高别人，这样患者将一去不复返。由于这样的自私心理，造成许多患者以为中医治不了那些病，日久以后就成了习惯，凡是那一些病种都找西医看，无形中为自己及同行断了另一条路，让中医的路越走越辛苦。

中医专科的建立比较迟，而且大家对于医生能力评估都是建立在患者的数量上，不管是忌妒心态或是惧怕心理，造成在同行之间的合作上仍有许多不足，因此，中医师的思维方式和运作模式必须改进，团队的合作可纠正患者的错误认识，并将患者留在该行业内，最终受益的还是团体中的每一分子。

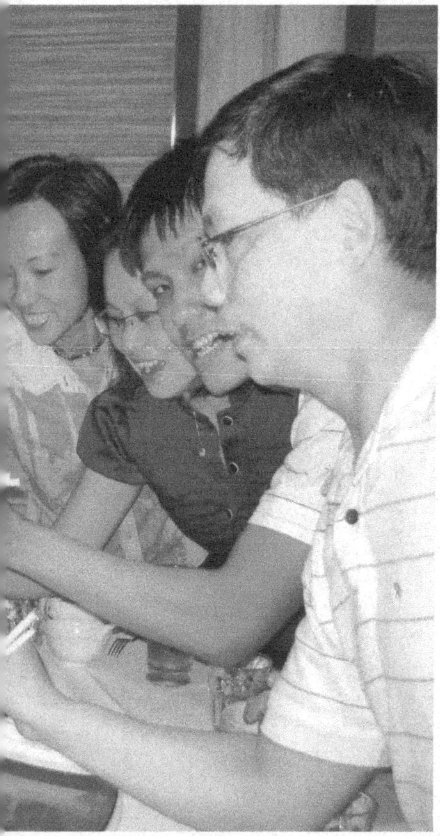

整体中医团队实力的提升，能让中医的形象向上、向好。记得十几年前，曾经向一间西医 X 光及化验室提要求，让我院的患者使用设备，得到的答案是：“不是西医不能提出要求。”随着时间的推移，今天许多的大医院和同型诊所，常会派出所谓的项目经理到中医诊所，要求中医师推荐患者使用他们诊所的设备。作为个人医院或诊所，我们不需要为了

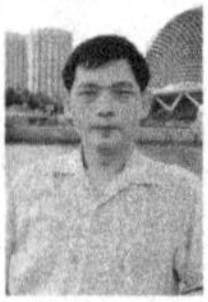

吃一只鸡而自己开一间农场，借助其他团队的既有设备，可以使自家的可使用设备增加，又不需要增加成本，使自己借助别人的翅膀高飞。

团队的合作还包括了自己院内的协作，现今许许多多疾病的综合疗法的开展，都必须依靠团队力量才能完成。例如，本院精心设计，市场得到好评的针灸减肥单元，工作人员就包含了中医师、针灸师、营养师、心理顾问、护理顾问和健身教练，多学科的合作能将项目做得较细腻，互补长短，我们治疗的对象是人，如果能做得更好，为何说不？个人英雄主义会把自己搞得筋疲力尽，而且也不一定能把事情办好。

第六章 建立专科

说到中医专科的挑选，就回到你适合当哪一类医师，或是你有条件做哪一类的大夫问题上了。如果挑的是自己的专长项目，那就问题不大。要是想要进军市场较成熟，或较热门的项目，可是自己又不具备条件，是否可以通过学习来实现目标，就是要考虑的问题。

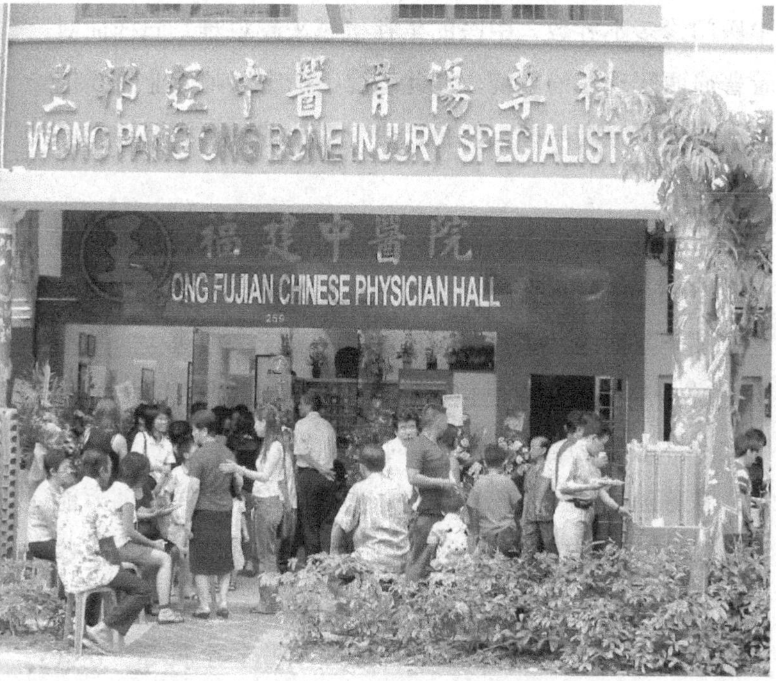

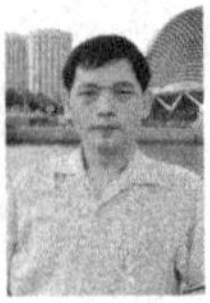

现代专科概念的提出是由于当今的患者普遍教育水平提高，他们不仅要求医生能医好病，而且还要求更快、更好、更专业。

社会经济繁荣，人们生活富裕，花钱的方式和支出的额度也有显著的改变。因为人们对于健康的重视程度加大，所以对医生的要求也更高了。很多人往往小毛病都要找专家诊治，搞的普通医生不受患者重视，几乎没有市场。为了不使这种现象愈演愈烈，新加坡卫生部曾建议普通西医医师通过进修转向家庭医生或老年病学医生，但此建议并不被普通西医医师看好，他们认为事态的根源是政府开了许多津贴门诊，使他们处在一个不平等的竞争环境中。

中医境况又是如何呢？现在的新加坡“一元诊费”的中医门诊多不胜数，中医的生存也越来越艰难，同样面对着普通西医现在的困境。在此境况下的中医师开业时要把自己的理想定高一些，使自己更专业化些，务实但不要好高骛远。

那么中医如何做到专科化呢？中医专科制就是把诊病范围缩小，精研、专攻特定病种，把诊疗质量提高，使自己在某个方面的学识见地及诊治水平高于一般医生。从本质上讲，专科的建立是以医生平时治疗最多的病种为准，因此专科化要经过刻意打造、时间积累才能成功。

在普通大众的传统观念中，中医师似乎是一架“万能机器”，或者是“万能圣手”，什么病好像都能医，而一些中医师自己似乎也“感觉良好”“信心满满”。许多中医师的名片上赫然印着内、外、妇、儿、骨伤、全科等，这其实折射出中医的普遍困境，大家都怕写少一科就少一次机会，而且对于患者往往是来者不拒，没有选择的诊治，最终导致了许多误诊、失治。

我在临床上常见中医内科、针灸医师接诊“科雷氏”骨折，他们误以为只是一般的扭伤，可以搽些活血药酒了事，到骨折愈合时才发现自己已不能改变患者手部畸形的事实，酿成了大错。所以，对于现代中医师，这种做法必须纠正，必要的时候一定要经X光检查，可以避免不必要的医疗事故，减少法律纠纷。

专科的建立最好是选自己专长的科目，或是医疗市场需求大，同时也是中医强项的科目，例如，骨伤科、妇科、男科、脾胃病等。总之，从开业伊始就要锁定目标，打出品牌，争取做到患者看某科必找某人。

建立中医专科的好处有如下几个方面：

其一，“专科”做法可以让同类患者归于同室，可以让医生有更多的观察、研究机会和可总结临床的同类材料，在此过程中能令“专科”成型、再定型。

其二，对于医生来说，选择专科能令你的业务精简。精研一科可以大大缩短学习时间，这样能使自己更快在事业上有所作为，尤其是对于初入行者有事半功倍之效。正如黑格尔所说：“一个人如要有所成就，他必须专注于一事，而不可分散他的精力于多方面”。

中医学的范围极广，学说繁多，要对每个科目都进行深刻的研究是根本不可能的，所以要有选择性和专一性；而且每一个人的时间、精力是有限的，倘若在有限的生命

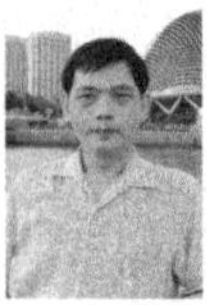

中不选择一定的目标，要想短时间成才几乎是不可能的。俗话说：“路多歧而树多枝”，有舍弃才能有所获，有所不为才能有所作为，涉猎范围广泛，则重点不突出，杂务烦神实非学习的佳境。

其三，发展专科还会使自己逐渐形成行之有效的、独特的诊治思路与方法，进而达到“见微知著”的境界。在专科病的治疗过程中，医生可以总结出一些行之有效的方法、方药等，这就是专病专方的雏形。

个人的临床实践经过多年的积累、沉淀，可以形成相对固定的诊疗方案，再经过多次反复应用、检验、修正，直至诊疗效果达到最优化，这些就是“经验”，它能使我们以后在诊治同类、同型病种时更快捷、更有信心，并能精准预测疾病的疗程、预后，使自己成为真正出色的专科中医师。

例如，严重神经根型颈椎病患者提问医生：“我几天能好？是否会再犯？”如果医生的答案是：“每两天治疗一次，六次后就能使疼痛减轻，十二次左右就能不痛，只要不再有新的伤害就可以不犯。”这样患者心里就有底，不会妄想马上痊愈。如果医生经验不足，答案不明确，患者天天晨起发现自己见好的期望落空，最终着急起来，也许三天就换医生了。现实就是这样，如果医生无法准确预测病程，将使自己大为失色，在与同行相比时可能处于劣势。

曾有一印度尼西亚领袖的家属，因患良性甲状腺肿瘤来我院求治，我基于自己临床经验，预期三个月左右可以治愈，结果事情的发展正如所言。同行一前辈问我为何敢说此大话？其实我的信心是建立在科学基础上的，绝不是哗众取宠。

另外，中医在用药上也有此类问题，中药普遍给人的印象是起效比较慢，我们必须纠正大家的错误观念，应该是说每一种病的疗程都不一样，比如说是要达到治愈还是暂时的姑且疗法。就算是西药在治疗高血压、糖尿病也是要吃一辈子的药。经验告诉我们，除了需要手术的疾病和一些较精密的检查，中药治疗外感、咳嗽、脾胃病、上吐下泻等急症或时疫病的疗效都不亚于西药。每一种疾病肯定都有一定的治疗时限，关键是我们要通过外在的干预来建立患者的修复能力，尽快地回到阴阳的平衡。

第七章

设立专病专方

中医虽然有数千年的历史，但是由于是经验医学，且个性化成分相当突出，所以始终未能很好地、系统地把专病治疗的方法、方药彻底整理清楚，以致一病有百种治疗方法。专病专方的引入，给大家提供了最佳的诊疗建议，把中医的诊疗技术进行了规范统一，只有以此管理模式经营中医，并以此为基础发展进步，中医才能尽快赶上西医的步伐。

中医尽管强调“因人、因地、因时制宜”“辨证施治”，但是万变不离其宗，各种疾病均有其自身的规律性。例如，就“因地制宜”而言，虽然每一地方的病情和病变都有它自身特点，但“专病专方”经过适当的实践、改良调整，必定能适合当地的情况，取得最佳的治疗效果。

下面就结合自己开设、经营中医医院的经验，从“专病专方”设立的条件、优点和特点等谈些个人体会。

一、条件

要以良好的医学专业理论为基础，懂得如何分析、检查和总结病情。借助中医的望、闻、问、切四诊八纲，西

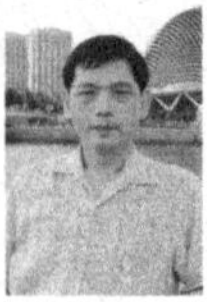

医的化验、X光、超声波、核磁共振等报告，共同合参，分析而得出疾病的关键，才能施以专病的治疗方法和专药。

中医治疗手段和方法从古到今多不胜数，例如，针灸除毫针外，还有七星针、三棱针、燔针等；拔火罐还有走罐、针罐和闪罐等技术；中药的方药变化更是眼花缭乱，同一种病或证，可能有数以百千的方子和治疗方法。

这些治疗方法或药物的种类繁多，在某一阶段内在施术者心目中一定是最佳治疗方案，因此，我们必须从那么多的方法中仔细甄别，合理选择对某病、某证最有效的方案。

对于年轻经验少的医生来说，由于在临床上基本还处在摸索、实践阶段，对于检查、辨证、立法、处方用药等环节还不能得心应手，所以继承前辈“专病专方”的做法就是他们迅速上手的最快途径。

对于新手来说，获得正确的临床指导是非常重要的一环。目前在某些地方的临床教学上，导师缺乏临床经验，对于疾病的诊断和治疗尚欠缺指引作用，以致学生毕业后仍然懵懵懂懂，不得要领。我就见过如此的临床指导，腰腿疼治以独活寄生汤，颈椎病用舒颈葛根汤，头痛用川芎茶调散，足跟痛用足跟痛胶丸云云，美其名曰“专病专方”。其实若按此如法炮制，外表看似专病专方的做法，实际是没有中医精髓与灵魂，只是一个缺乏辨证的空壳。

记得当年家师刘柏龄教授给了我一张他的颈痛胶丸秘方，其中的药物组成和分量当时令我非常困惑，一代宗师处方竟然有十八味药，方中君药达七味，即天麻、钩藤、葛根、血竭、当归、乳香、没药，我起初分析认为只是活血化瘀、引经药之类的罗列，没什么大不了，殊不知刘师已把颈椎病的病因病机、辨证分型整理得非常细腻，虽然方子很大，但其中涵盖了治疗颈椎病的所有证型，实际临床运用时根据辨证分型也仅仅只是选择其中数味药，而君药也只是一味至三味。只有经师指点和充足的临床经验，才能摸到其中的窍门。

总之，熟知药性、中医组方规律以及病证的病因、病机、辨证分型，临证之时才能有的放矢，在辨证立法的基础上，按照“君、臣、佐、使”的组方原则，选择适当的药物配伍，这才是真正的专病专方。

当然，我们在分析和继承古今经典处方时必须理性，选择药物组成方剂时，也不能只是将同类、同味药物简单堆砌在一起，或仅仅满足于记住某方治疗某病，而是应根据病情的需要，辨证选取最精要之品。

这里强调的是，“专病专方”是具有丰富临床经验的医生的“心血结晶”，先决条件是要完全掌握中医基础理论，深入理解中医辨证处方规律，而且不管是属于骨伤科、妇科、针灸科的疾病，还是带状疱疹、颈椎病等，这些或大或小的命题都可成为“专病专方”发挥作用的领域。

“专病专方”看似简单，实则其中大有学问，要求苛刻。本地就曾经有一位号称“飞蛇专家”的祖传医师，凭借他祖传的一些药散，治疗典型性带状疱疹十拿九稳，但是一旦病情复杂、有兼夹证候，他就晕头转向，不知所措，还要到处打听有何妙法可治，所以要求医者在学习的时候

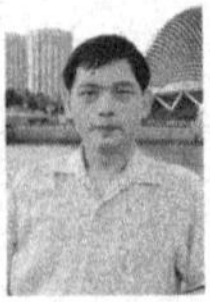

要博学，再由博到精，最后由精到简，这样在临床上就不需要惧怕哪一种病了，因为我们可以利用中医的基础理论辨证论治。

中医“秘方”是个人经验的总结，也就是“专病专方”，关键在于使用者能确实把握疾病的本质和中医处方用药的精髓，而且更重要的是这种见识和能力要超越同行水平。因此，对于到处追寻、收集秘方的同道来说，获得秘方固然幸运，但是还需要进一步的揣摩和分析，把病理搞懂，药理搞通，这样才能效如桴鼓，否则只会“处处有秘方，却张张不是秘方”。

二、优点

“专病专方”是医生多年临床经验的筛选与结晶，它能重复使用于同类患者，效果经得起临床反复验证。

在一般人印象中，“专病专方”似乎是西医的特点。例如，急性支气管炎的高热、咳嗽，联合使用退热剂、抗生素、止咳剂等，简单明了，而中医则大多凭个人的经验用药。然而，随着中医大量名方、古方在临床上的反复使用，以及浓缩合剂、片剂、丸剂的发展，“专病专方”的特色将逐渐突显出来，进而更加能发挥出中医的无穷潜力和魅力。

中医的治病方法应该精简，“专病专方”就是合理地优化特定处方，并尽量缩小它们起效作用和起效时间的差异。例如，临床上治疗肌肉痉挛，闪罐法比其他罐法有效，这是因为闪罐容易使肌肉放松，若长时间拔罐反而造成局部肌肉紧张；腱鞘囊肿用火针比其他针法疗效好，因为火针能将囊肿中的液体彻底放出来。中药治疗的“专病专方”主要是以方剂学为基础，它的管理方式可以像西药房一样，所有的基本方药可预先打包，配药时适当加减即可。

目前在中医诊所、中医院的经营过程中，各种成药、单味药不可能样样预先备齐，反过来说，有时订购了某些药物，却没有医师在处方中使用它们。若采用“专病专方”的模式，就可以免除订购不必要的药物，这样既可节省储藏空间，又可避免药物过期的损失，造成资源浪费。

提高工作效率是“专病专方”的另一大好处，从我自己经营的医院来看，它可以节省一半以上的工作人员。而另一同行日门诊量一百多人，但是仅配药员就得雇佣七八人，若采用“专病专方”的运作模式，则只需两三个配药员。如此人员上的差距，在薪水支出上肯定会明显体现出来。

依我个人的经验，在诊所或医院所准备的“专病专方”药物，以二至四日量较为合理，并标明“专方”名称，分隔、有序地存放，发药时候只要粘上患者姓名、药量、服法等标签即可，十分省时省事，前后不过一分钟时间。这样既可以提高配药、发药速度，减少患者等候时间，又可使配药员能有条不紊地处理患者登记工作和其他日常事务。更能在空闲时间时预先把药备好，不会因空闲时间无事可做而浪费工作时间。

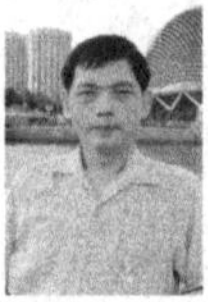

三、特点

“专病专方”是集前人经验后筛选出来的“个人产品”，是因人因地制宜的专属方法或方药，它可以有个性化的特点，它能给你或你的诊所、医院增添特色，进而发展成个人特色医院。

以前的老中医临床处方时信手拈来，学生自己必须从方中去分析、猜测、推断此方是古方的加减应用，还是老师的“独门秘籍”云云。而“专病专方”则使学生对老师的思路一目了然，学生自然也能在疗效上达到老师的水准，只要辨证准确，依法施治，不会因为个人分析能力不同而在用药上有所差距，因此对中医的普及、提高都有很好的促进作用；同时，对中医的治病方法、病名和用药也能起到统一、规范的作用，使之达到更完善的层次。

当然，强调“专病专方”只是缩短了你与中医名家在处方用药上的差距，至于辨证的准确则需要你扎实的基本功和对中医的悟性。

曾有一位西医专家问道：“你们中医是不是同一种病，每一个中医师的处方都不一样？”我的回答是“程度相当的中医师，对疾病病因病机的认识、辨证分型与遣方用药的把握基本上都在一个级别，所以最终处方用药应该雷同，只有一些个人偏好不同之差别，但程度不同的中医师在治病的处方用药方面可能有强弱之分。”

第八章

让患者走进你的诊所

经营好自己的诊所或医院，除了要有良好的大环境和雄厚的专业知识外，地点的选择、诊所名字的选取、广告、媒体、开讲座会、诊所布局与装潢等方面的工作也必须细致周到。虽然表面上这些只是一些细节问题，有时候却直接决定经营的成败，毕竟吸引患者走进自己的诊所看诊是首要条件。

一、诊所的地点

经营诊所前目标一定要明确，要针对自己心目中的患者群选择地点，要对自己的服务对象、服务收费标准心中有底。例如，如果你针对的是高端群体，走高价格路线，那么一定要去高级名牌店多的聚集地，如新加坡的乌节路、北京的王府井等地区，门面设计、装潢也需与其周围店面同样奢华、高格调。

当然，如果将自己的诊所定位于高消费，你必须明白患者群体会有所局限，建立基础会比较慢。普通疾病不需找你看诊，因为收费高，严重疾病不一定能治好，因此处处要分外小心，否则将可能招致不必要的口舌纠纷或官司。

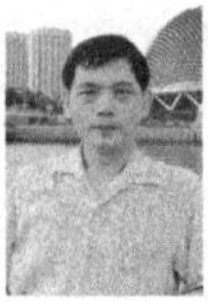

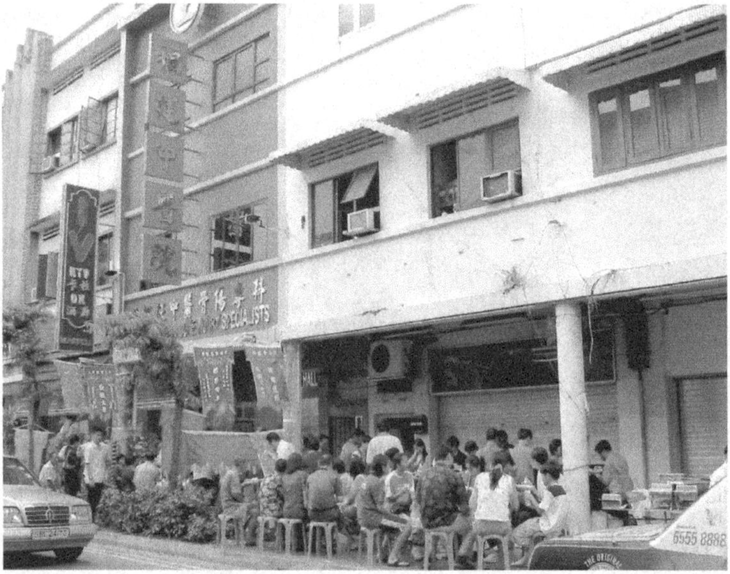

市场上有许多治疗癌症、肝炎等病的医生，采用配套制或高消费的运作模式，常常遭到患者或家属投诉，所以要是你决定走这一种路线，一定要有法律保护，如找专家起草条文，医患双方事先签订同意书，避免以后不必要的纠纷。

医疗事业关系到宝贵的生命和亲情，更有令人心动的钱财。当患者花了许多金钱之后，病情却得不到改善，尤其对于经济能力较差的群体，情感的波动可能会导致不理智的行动，气愤之余也可能为你散播恶言，让你烦不胜烦。这些都要做到心中有所准备。

由于医生的声誉与日俱增，走高端路线或者说想要尽快暴发的心态可能把你带入烦恼之地，所以最好先抱着平常心起步。有一学弟创业的时候，在普通的住宅区设立诊所，收费按照所用治疗程序来计算，就是诊断、中药、针灸、推拿、热疗、牵引等，每使用一种就算费用，收费还定得很高，所以时常与患者有争执，因此这个学弟做了几年都没有把业务搞起来。这种收费方式有点像健身中心的机制，医疗服务用此办法收费似乎对患者不公平，因为患者本身对医疗程序、疗效和适应证所知有限，没有太多的主动权，同时他们对医生存有戒心，对支付的金额十分敏感。所以不宜采用这种收费方式。新加坡的中医治疗收费通常都是一个全额制，治疗程序由主治大夫决定，收费多少与药物、时间和所使用的治疗器材成本成正比，这才是一种比较公平的收费制度。

如果你决定走中档诊所路线，须选择一个在住宅区或离社区较近的地点，这里人群相对集中，交通方便。这是普通患者在生病时第一选择的诊所，人口密集是他的优势，邻近的人天天望见你的招牌，久而久之就有印象，当有一天需要看病的时候，第一时间可能就会想起你，且第一次上门就诊，就不感到陌生，而且此类患者基本是周围的居民，热心纯朴，容易沟通，可以是你的人链，你的流动活广告，你会很容易建立起自己的基础群，进而逐渐扩大自己的名气；缺点是位置闭塞，不容易让此住宅区以外的患者发现。为了弥补这个缺点，诊所的位置尽量选择在住宅区的外缘，往来车子必经之路。由于患者多数是初诊，因此医生的诊断显得非常重要，需谨慎仔细，千万不能有一点疏漏。而患者第一次看诊时一般都觉得自己的病情不严重，所以收费上就必须斟酌，以免造成患者心理上的不平衡。

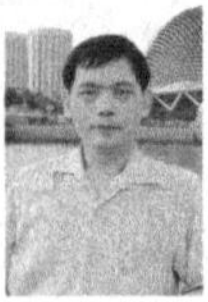

二、诊所的招牌

有商业活动就必须要有招牌，诊所也不例外。招牌的选取就好像一个人起名字，尤其是华人对于名字的重视程度，这可以从花大笔金钱请风水师、命理学家取名看出。

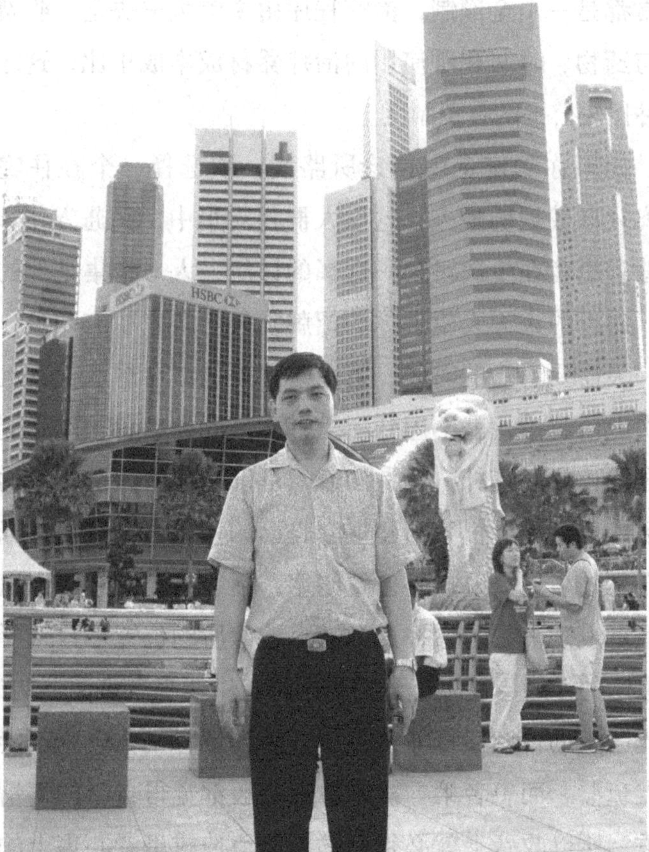

就诊所的名字而言，一定要简单明了，不要一些要查《康熙字典》才能看到的字，患者很难记得住而且拗口；更加忌讳哗众取宠的名字，好像某某追魂、起死回生等字眼，因为一般华人在生病的时候避忌最多的就是生死问题，尤其老人家更是如此。

诊所名称要凸现专科或治疗方法，让患者看到招牌就心中有数，知道你擅长治疗什么病，不要让患者问："你们是看什么病的？"的时候，你才发觉诊所取名出了问题。

开始创业时最好不要选取"王某某中医诊所"之类的名字，因为在你还没成名的时候，"王某某"三个字没有任何吸引力，那是在你名噪一方的时候才适合用的招牌，应该选取如"×× 中医骨伤诊所""××× 中医理疗诊所""×× 中医针灸理疗所""××× 女性保健治疗所"等，取一个通俗易懂，朗朗上口的名字，这样才比较合适。

诊所的名字要符合实际的营运内容和规模，比如，"中医院"的规模最少也应该是一栋大楼，小诊室取名"中医院"是自取其辱，言过其实反而矮化自己，闹出笑话。

许多人在中医诊所取名时，有包罗多个科别或所有科别的倾向，这种不切实际的做法，反而不能突显自己诊所的主要项目和特色，就像饭店里没有招牌菜一样，吃饭的客人在点菜时一片茫然，选择半天都不能决定要吃什么。

给诊所取了好的名字，下一步任务就是设法把它介绍出去，知名度的提升非一朝一夕之功，必须日积月累才行，所以你一定要有耐心，做到把自己诊所的名字深深烙印在

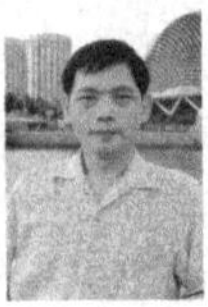

普罗大众的脑海里，做到使他们看某病就想起去某地方找某人，那就是成功的品牌。

记住：招牌的成功打响就是名牌之路的开始。

三、诊所的气势

诊所的气势可以体现管理者的定位和规格，这就如同一个人的穿着选择，管理者就好像服装设计师，雍容华贵者需要用料讲究，青春美丽者少施脂粉也是体面。当然必须留意的是出席何种场合，再选择作何种打扮。大家闺秀与小家碧玉都各有人爱。能够让人内心折服的气势当然不错，但是最忌讳的是让人有高不可攀的感觉。讨人喜欢、让人乐于亲近的才是全场瞩目的焦点。

记得多年前我的新院刚启用时，由于门面装修相当光鲜豪华，许多新患者第一次就诊时都有点忐忑不安，多数人向柜台询问的第一个问题是："诊费贵吗"？后来经过一位管理学专才的提示，在进门显眼处张贴收费标准表，问题才得到解决。

门面是患者对诊所或医院的第一印象，最好能提供医生的个人履历、服务项目、收费标准等，让患者对诊所有基本了解。其内容、措辞要与内部实情基本一致，实事求是，这样也体现医生的诚实可信。

诊所是提供医学专业咨询和治疗疾病的场所，医生的个人品德与诚信至关重要，那种含有水分的宣传字眼可能会给你带来麻烦，误人误己，绝非可取之计。

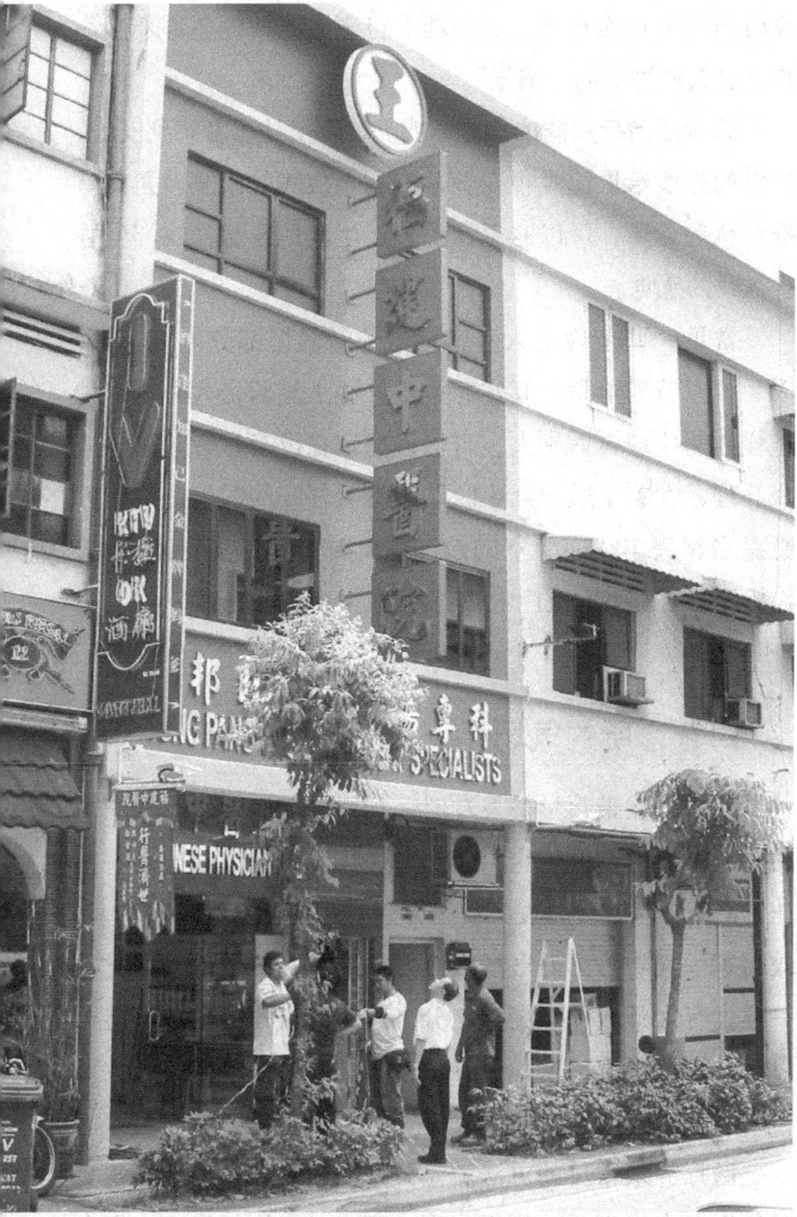

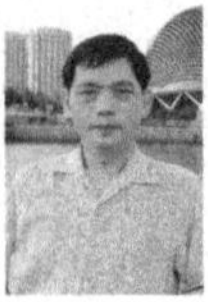

作为医生，方方面面只有做到诚信，品德修养才会随着时间的推移而长进，避免埋下将来要用种种谎言来掩饰自己过去所种下的“祸根”。

诊所是治疗疾病的地方，明亮的环境让患者感到安心，足够的光线给人感觉很专业，有利于疾病的康复。尤其有推拿科的诊所，可以避免让患者产生其他遐想，或产生昏昏欲睡的感觉。

常见一些节俭之人，患者少的时候把部分电灯关掉，以为可以节省电费，其实此举正好犯了经营之大忌，因为这样你明确地告诉别人，自己诊室现在没有患者。基于从众心理，大家宁愿排几小时队等看人气旺的医生，没有人愿意当领头羊或实验室的白老鼠，对于门可罗雀的诊所，你想还能有患者敢上门求诊吗？

四、诊所的气场

气功师在带领学员发功时，利用气场能够引起大家的共鸣，得到应有的信息，起到增加信心的作用。这是一种非常高级方法，要是发挥得好万事都可成功。许多宗教家、政治家、气功师都是气场效应发挥高手，只是个人程度不一样，有大师级和江湖类之分，其效应疯狂程度从信徒可以为他而死看出，这是一种了不起的方法，拿捏的好大可帮助事业飞黄腾达。

医疗界最常见的方法就是开诊时间写九点整，医生自己每天九点半以后才姗姗来迟，理由是去别处出诊，把自己搞得好像非常忙碌。患者眼见半小时内累积的人数，理所当然认为此医生医术一定高明，更加起早提前在诊所门前排队等候，搞得诊所人气很旺，非常吸引众人的眼球。过去一些名老中医惯用这种方法，但有一个小问题是一些工作忙碌赶时间的患者可能会流失，因此要自己衡量轻重。

现今很多美容院使用的方法是治疗前后相片对照，它具有可取的地方是说服力强，用实例让后来者相信治疗的有效性，如果效果的确不错，同类的患者会互相交流，能有正面积极的促进作用，诊所可以借鉴这种方法。

人的心理是复杂多变的，当自己要买一样东西或某种服务的时候，不管是贵重或廉宜，都会往人多的地方走，大家深信人多必是好货，人家都选它一定有理由。人性就是这样，很少有人愿意自己做样本，给他人一个证明的机会，除非万不得已或是没有选择余地时。消费者是会欺负卖方的，当卖方生意清淡，气势较弱的时候，消费者有绝对的话语权，而且不会给卖方留余地；反过来，当卖方气势正旺的时候，消费者的所有问题不理也可，不是答案也是答案，交易还会很快成交，而且消费者还会非常满意于能够在兵荒马乱中抢到服务，有时虽然有人口中有些怨言，时间很快会把它冲淡。

我院附近有一间猪肉粽子店，每一年的端午节排起的人龙可达百人，而且一个星期内人潮不退，从早到晚，价钱在当时可涨一至两倍，消费者年年都喊贵，可是年年都可以看到同样的人还是在人龙之中。

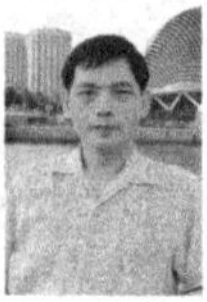

另外，诊所内部和谐的气场也很重要。例如，中国某“国医堂”内部管理如同一盘散沙，各个名家靠的是各自的名气，虽然表面看起来名家甚多，但是都是大同小异，没有特色。站在商家立场，根本就是浪费资源，没有发挥名家的潜力，只是人员的重叠。

五、诊所的装潢

在一般人的心目中，中医形象是传统而简陋的，找个地方、支张桌子就能“悬壶济世”，这实际上大大贬低了中医的专业形象。为了使中医形象与时并进，门面装潢上应该凸显时代特征，内部应配置一些必要的现代仪器设备。医学始终是日日更新、月月进步的行业，偏重传统风格的装潢与配置并不适合现代中医医院或诊所，因为这使中医显得有些落伍，与时代格格不入。

中国某“国医堂”，仿古门面很堂皇气派。2004 年末在中国期间，友人患上肠胃感冒，上吐下泻，由于旅行在外，没有备足急诊药，在极度艰难的情况下把患者搀扶到此求诊，得到的回答是“没能力处理急诊”。他们根本没有医务人员检查，就断定没有能力治疗。那中医还能治疗什么病？旁观的患者看到这种情景会对诊所有信心吗？于是“国医堂”给人感觉是一个不能救死扶伤的场所，没有一点朝气和时代感，甚至没有简单必要的急救设备和药物，最终给人最大的疑问是“中医能不能治病”？

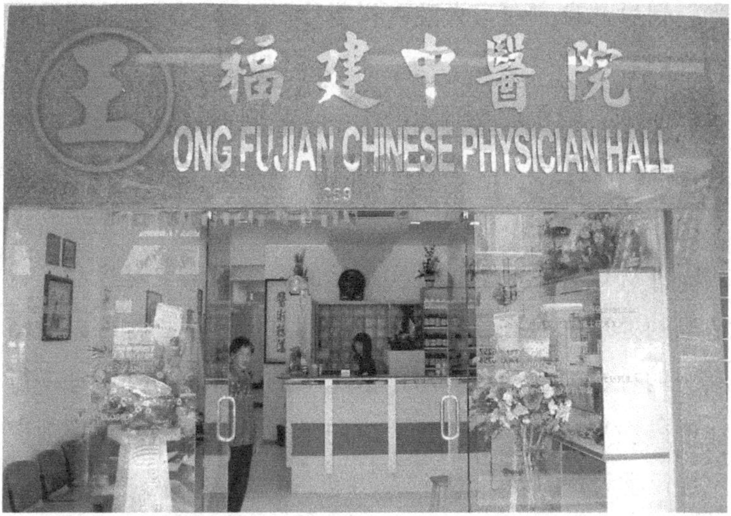

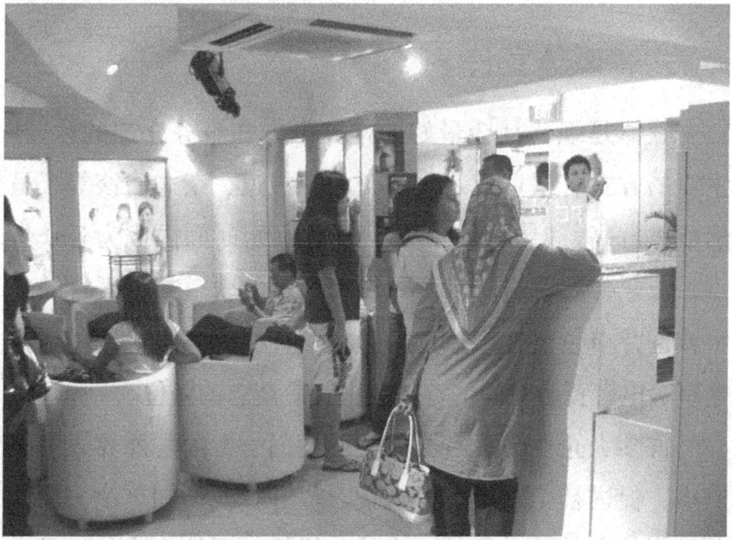

“诊所”与“饭厅”是两个截然不同的概念。饭厅是客人交际、休闲的地方，是充脸面、扮气派的地方，仿古设计及装潢可以让顾客回到遥远的时代，体会不曾拥有的时

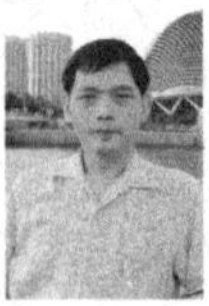

光。到过北京“白家大院吉祥餐厅”的客人，应该都会明白这种心理。然而医学却不能倒回到明清时代，设备、技术也不能停留在那个时代的水平，我们很难想象医学倒退几百年的情况。

作为中医，不能因为惧怕医疗纠纷，只选择无关痛痒的慢性病作为主治证，其实急诊的概念极广，对患者进行适当的处理和检查，给予正确的信息与治疗，就可以提高中医的社会地位和患者对中医水平的评价。另外，每一行业的外在形象都不一样，大方向千万不能搞错，否则画虎不成反类犬。

六、媒体宣传

媒体是现代社会最好的推介个人和服务介绍的途径，主要的方式有报章记者采访、电视报道、杂志访谈等。虽然成本奇高，但效果特好，可让你在短时间内成为公众焦点，让业务在短时间内步入快速运转的轨道，刚入行的新手或医疗单位要在媒体上露脸，最直接的方法就是付钱买电视、电台黄金时间的宣传或报刊、杂志的版位。

许多大企业都设有公关类的部门，专门与外界媒体打交道，促进社会对企业的认识，提升企业的知名度，由此可见媒体宣传的重要性。当然，媒体运用的先决条件是在开始阶段要付出，媒体也是商业机构，在买卖双方建立一定的关系后才可能有免收费的优待，只要能成功建立起名牌，付出的钱财都是值得的，因为这个名牌将给个人或机构日后带来更多的经济效益。

今天在市场上最便宜的传播媒体是网络，网络世界是一个无边无界的虚拟空间，是现今年轻人的另一世界，他们每日得到的信息多数从网络而来，所以只要花少许的金钱设置网页，必有一定的宣传效果，问题是页面内容和主题要相当的讲究，而且容易查找才能吸引到网民。

有一中医集团，开业前面五年内在新加坡铺天盖地的报章宣传，连开二十多家中医连锁诊所，主要靠媒体成功打出一个名牌。媒体宣传打出名声比传统口耳相传的方法至少可以快上五年时间，如果收入与开销能够持平，假以时日，争取挂牌上市，诊所就将变成一只生金蛋的母鸡。

报纸专栏是民众获取资讯最常见的地方，也是比较容易取得患者信任的版块，由于各地对医疗保健的媒体广告管制尺度不一，因此在设计和运用上一定要符合特定的要求，使自己的花费达到最佳的效果。

现代商业运作就是这样，再好、再成功的品牌也必须常常提醒消费者。你看名牌汽车如奔驰、本田等经常在媒体上亮相，不断地给大家介绍它们的新动向和新产品，不是他们没有生意，只是要使消费者能持续关注他们，扩大自己的市场影响力；日本名牌电器厂家就是在韩国厂家的炮轰式广告中败下，让出了在许多国家的市场占有率。所以，当你经营的诊所有了一定的名气后，也千万不要忘记继续与媒体保持良好的合作，时刻引起消费者的关注。

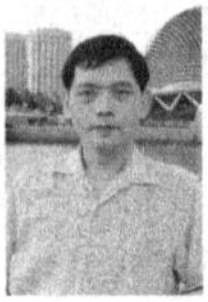

七、举办讲座会

专题讲座是一个能让中医经营者集中特定患者的好方法，也是让患者知道医生治疗特色的好途径。讲座会的成功与否取决于内容是否浅显易懂，最好能用一些生活语言来表述你要讲的意思，最好再提供一些DIY自我按摩和药膳料理处方。一般民众喜欢先自我尝试治疗，因此有此类内容的书籍、报章、杂志等销量都会不错。今年新加坡《新民日报》安排我在“吃出性福“专栏提供十四天的连载访谈文章，由于是讲述两性的疾病，言语通俗易懂，读者反应热烈，在欲罢不能的情况下以至连载了四十天，带动了报章和中药材的销路，当然我们自己的那一块一定少不了。

为了吸引患者，医疗单位可以定期或不定期举办保健信息的讲座会，目的是要让患者对疾病有所认识，了解中西医的治疗方法有何不同以及疗效、预后等。基于商业利益，讲座会一般是开讲自己或单位的优势项目或将推出的新课题。然而，你千万不能夸大某种治疗方法的效果，以致言过其实。例如，癌症不要用“治愈”的字眼，只能说“临床治愈”，延长寿命，改善生活质量。否则，讲座会的听众一旦成为你的患者，即便一百个癌症患者中有九十九个老死，一个病死，你也可能会惹上官司，搞不好会令你倾家荡产。

讲座会的花费比较低廉，效果直接，最好是自己能够独立开讲。一般而言，有一个较大的讲堂和招徕听众的媒体广告即可，也可与一些会馆、社区俱乐部联合组织，它的效应是建立在媒体广告和参加者的宣传效应上的。

目前讲座会在海外很盛行，有许多经营灵芝、蜂胶、花粉等保健品的公司也是利用这种方式拓展市场，他们邀请合作的医生开讲，借助患者对医生的信任，最终达到推销自己产品的目的。

此类的讲座会，主讲医生只是商家的工具，虽然表面上个人可能有少许的利益，一旦产品出现问题，医生可能需为此付出巨额代价，所以作为医生，最好对产品有深入的认识，慎重权衡两者的利弊。

中医对自身的宣传和介绍，一方面能极大地影响患者的就医心理和倾向，另一方面可提升普通市民的健康保健意识，使他们对疾病有更多的了解，有病能及时求医。医生借此把治疗方法推荐给他们，让患者知道自己的疾病还有其他治疗手段可供选择，这样其实可以达到医患双赢的局面。

新加坡中医界在这方面就做得较成功，中医讲座会此起彼伏，听众出席率非常高，经过多年的努力，其成效已经开始显现出来。

第九章 关于医生的话题

患者对医生的选择与医生能留住患者的概率密切相关，这主要还是取决于医生的医疗水平、沟通技能、职业道德、个人修养和患者对医生的信心度。由于个人的评价标准不一样，所以一个医生不会获得所有患者的好评，再好的医生也可能遭到某类患者的非议，而且文化程度的差异和交流的方式都可以是医生冒犯患者的起因，所以医生在还没有学治病前就必须先懂心理学，懂得察言观色，知道患者的需要。

一、医生的语言艺术

医生在普通门诊有两种东西能治病：一是语言；二是药物。如果医生同患者交流之后，患者没有变得轻松些，这样的医生肯定技术上还需要磨炼。兵家的最高境界就是不战而屈人之兵，善之善者也。就是不用一兵一卒，能把危机化为无形。诸葛亮智战群儒，靠的就是一张嘴，语言交流是医患互相传达信息的渠道，患者永远是接受的一方，医生的每一句话语都可能左右对方的情绪，不管是对于抑郁症患者还是病患自身对疾病存在误解，语言都是良药，

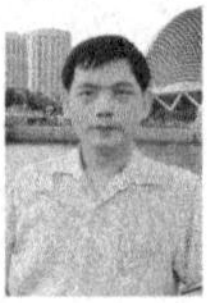

如果不能善用医者的权威性来说动和解开患者的心结，更有何妙药？基于患者内心的紧张焦虑情绪，纵使患者语无伦次或出言不逊，医生心里一定要清楚知道对方就是已经生病的人。

患者对医生的言语、表情、动作都非常敏感。在诊治患者的时候，如果医生在患者面前无语摇头，患者即刻就会有强烈的反应。

医生的语言在治病中有着不可忽视的作用，稍有不慎即可给患者带来不良影响。善于表达的医生能让患者觉得安心，知道自己的发病原因、当前处境、将要接受的治疗和病情预后，到此境界的医生最容易得到患者的信任。

男科是中医的强项之一，求诊患者较多，此科的病例有许多是匪夷所思的，处理不好会被患者以为受到性骚扰，

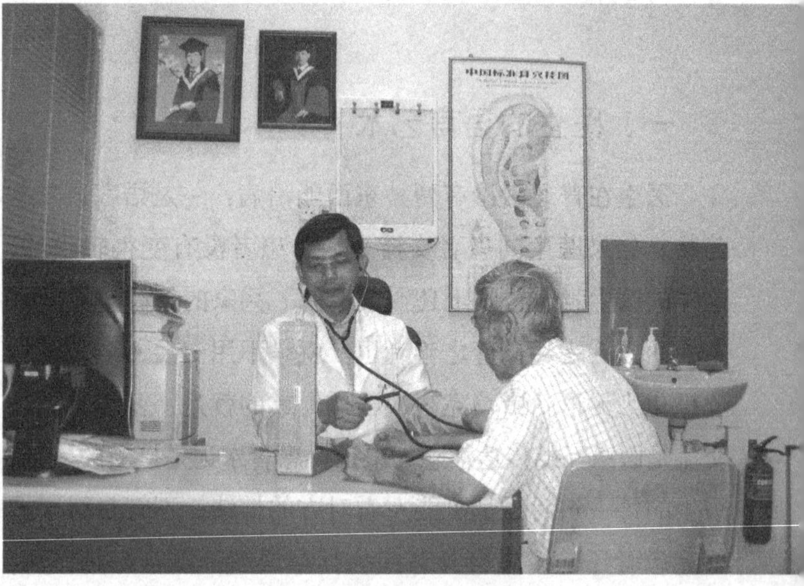

因此，作为中医男科医生，除了必须精通病因病机外，还要有丰富的生活阅历和良好的语言表达，才能自如地应付临床的诊治。

东方文化里，性能力代表男人的尊严，所以很多男科患者自信心不足，尤其是阳痿患者对他人的眼光很敏感，医生适当的语言交流具有让患者恢复信心的强大作用。“阳痿”是患者感觉最刺耳、最不舒服的字眼，所以医生最好使用“性能力低下”等其他名词，并且问诊时最好没有其他患者在场，这样可以让患者觉得与你交谈受到尊重，沟通上倍觉容易。

我曾经遇到一个精力旺盛的老者，西医院检查发现其前列腺癌指数增高，诊断可能患上了前列腺癌，只是要他每三个月复查一次，没有任何治疗方案。老者初次来求治时由于患者太多，我未能给予他适度的辅导。第二日又见老者出现在候诊的地方，观其烦躁坐立不安之举，脸上异常绷紧之状，知其心里正备受煎熬。常言道“医病先安神，神安病自宁”。经过二十多分钟的利害关系分析，患者接受了三个月服食中药治疗，每次复诊过程中继续给患者讲解该病的一些基本知识，老者的紧张情绪逐渐被抚平。后来再到西医院复查，前列腺癌指数已经下降，患者神采飞扬地奔来报告，与我分享病痛减轻的喜悦。

其实临床上许多情志病或其他疾病引起的精神困扰问题，如先给以精神疏导，再加以中药调治，效果的确不一样。

语言能通过大脑作用于人的心理和生理。当人们听到

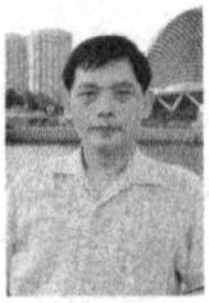

好的消息时，就会眉开眼笑，欢欣鼓舞，心情愉快；听到坏消息或想起懊恼的事情时，就会双眉紧锁，心情沉重，精神萎靡，焦虑苦恼。所以，医生的语言对于患者影响极为深远。

二、医生的包装

凡人都需要生活，而琐碎的生活让人显得平凡。但是，平民化的结果是让尊贵的外衣退去，而除去白大衣的医生将失去职业身份，这就如一个常在你身边出现的演员，没有任何神秘的色彩可言，你还会有兴趣追看他的一切吗？

以前的中医师没有所谓的形象观念，衣着犹如苦力一般，头发没有梳理，短袖上衣或短袖运动衫，凉鞋一双，形象上很难与专业人士联系在一起。一般人给人的第一印象都是先看外表，外表决定了你在对方心目中的分量，而后才是通过正式的接触加深了解。专业人员最少要求自己整齐梳理头发，穿长袖上衣和西装长裤，有相配的皮鞋，最好系上一条领带。当然，也不要打扮得标新立异，因为你不是带领潮流的歌星或影星；相反的，如果他们的打扮与我们一样，可能会被人冠上“土包子”的雅号。每一种行业都有特定的形象标准，在你还没有成名以前请不要攀越过这一片篱笆。

有一些特定行业如保险业，从业人员自身可以非常穷，学历、财力和阅历都不怎么样，无论是多烂的底子，只要你有过人的拼劲，公司就可以把你的形象改造和包装。上好的名牌穿着和不错的轿车，接触客户的谈吐重点，到位的礼仪训练，恰当掩饰自己的不足，有了这样的良好形象，就能说服别人信任自己，信任的建立就是成功的开始，这些人的收入都是与客户对他的信任成正比的，由此可见形象是能够通过后天改造成功的。

某一中医院院长和另一普通诊所医师，恰巧在不同时间出诊同一患者。院长骑着摩托单车去看诊，要收取五十元出诊费，患者家属嫌贵，要求院长减价。诊所医师驾着奔驰去出诊，要价一百五十元，患者家属却忐忑不安地询问，是不是收的太少了？这是发生在新加坡的真人真事。

在经济挂帅的时代里，医生的包装关系到自身价码的高低。当今这种以外表富贵来评价医生的情形，再次印证了“人要衣装，佛要金装”的名言。所以，作为一名医生，适当的形象包装还是很有必要的。

三、医生的类型

医生的类型即是患者对医生的综合分类与评价，它是医患相吸的卖点，也就是说哪一类的患者找哪一类的医生，哪一类的医生吸引哪一类患者。一般而言，临床上医生的类型最少可分为以下四类：

（一）偶像型

常在媒体上露面的医生，患者多数是通过媒体认识他们，形象的建立有如歌星与歌迷，影星与影迷，有崇拜的味道，一般患者也以为此类医生一定是非常出色。

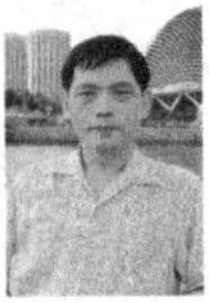

常在媒体上出现的医生，一种本来就是名医，确实是知识渊博、技术高超的专家，媒体借助医生的名气和权威性来增加节目的可信度；而另一种则是新人应用广告来自我炒作，扩大影响，两者的程度应该是有差距的。从另一个角度来说，对于医龄较浅的医生，想在短时间内成名，运用媒体炒作成偶像型医生是不错的方法。

由于曝光率高，就如一样新产品，经过多人的尝试，总有一些人合胃口而选择继续使用，所以成功概率较高。但是这种医患关系比较直接，没有坚实的基础，医生神秘面纱很快就会因多次的接触而退去，但只要你的医疗技术确实不错，患者还是可以保留下来的。

（二）默默经营型

与其性格一样，该型属于墨守成规的医生。从开始就坚守着岗位，靠的是患者和附近居民的介绍，以及大家多年来对他的治疗给予的信任，如果技术不错，将可有不错的收入。

从另一个方面来看，因为性格使然，此型的医生很难接受新事物，不会有太多的新点子，因此，当医务陷入“默默无闻”时，他们往往不会主动寻求发展、突破，一切听天由命，所以医务增长率取决于周边的居住人口密度和同行竞争程度。

（三）江湖型

此型医生不仅对自己的医术常有夸大的描述或者说吹嘘，而且无论大小病痛都能根据自己的需要，加以放大或缩小，并有“包医”的倾向。

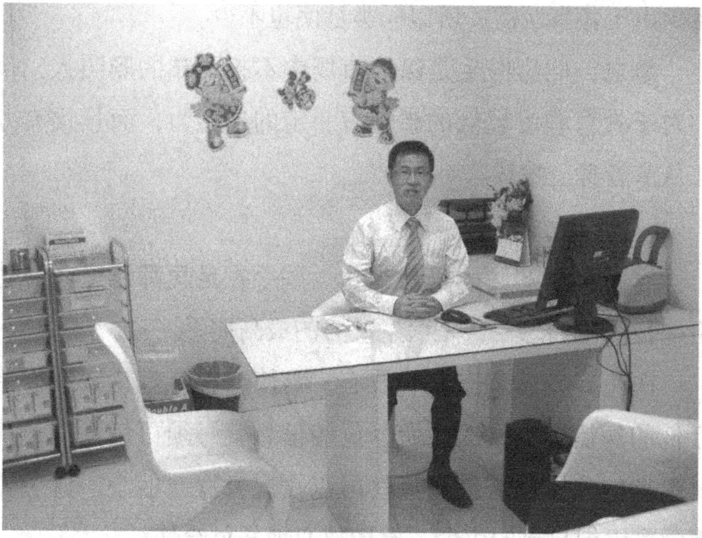

他们大都是极其聪明，善于察言观色，能言善道，会动脑筋，为达到目的可以不择手段。

有的与宗教混在一起，借助宗教师之名吸引患者，控制患者。有的为拢住患者，往往把患者的病情说得很严重，并暗示只有自己有“特殊的解法”，以争取患者的治疗。

有的为牟取私利，给患者做许多不必要的检查和配给患者许多名贵药物，增加患者在自己诊所的花费。

有的喜欢与名人扯在一起，以显示自己的分量和“不凡”的医术。在美国可以通过高价获得与政治人物共同用餐的机会，所以有一些有心人就与其合照，并放大影像高挂诊所，以混淆患者视线。

有的可以花很多的钱购买人情或充场面的仪器，以提升自己的人气和层次等。

有的医师搞社团就是要当老大，取其高职名分以示患

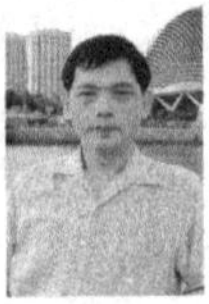

者。由于各有所需，所以同类社团也不少。

总之，此型医生是医疗市场中不折不扣的聪明人，他们对于教育程度较低的患者有一定的迷惑力，而且很有办法从患者身上找钱。

（四）信心型

这一类型的医生言谈举止、举手投足间都给患者传达出一种信任的感觉，是医生魅力的最高境界。

医生要使患者安心、放心，要使患者愿意花钱让你治疗他的病痛，那么医生所释放的信息就必须可信度高，针对患者的病情，一经交流就可以让患者建立信心，让患者感觉可以把自己的生命、健康放心地托付给你。

此类型医生必须知识面广，阅历丰富，对专业有高度的造诣，而且是像金字塔般的呈现，通常此型的医生都是行医多年后才逐渐造就而成的，而且知名度随医龄倍增。

我们常会听到同行说："我的一些肩关节周围炎患者，治疗两次没好就另找高明了，而你的有同样问题的患者，治疗了二十次仍然感觉满意，这是为何？"其中的奥秘，不言自明。

四、名医的素质

想要成为名医，首先必须要有屡败屡战的精神和越战越勇的斗志，如果遇到少许挫折就选择放弃，那根本就没有机会成为名医。临床过程中经常会有失败的案例，只要能从中吸取教训，认真对待并用心学习，不容许自己再犯同一错误，让下一个同类患者获益，照样会成为名医。

在现实中，医生角色的扮演就好像一台戏里的演员，台上的演员遇上尖酸刻薄的观众时，演技稍有不好可令你被损得千疮百孔，所以一个好演员要能够承受观众的挑剔，不要以为你是明星就了不起，没有观众，再好的演员也无用武之地。

在行医过程中，患者就是我们这些医生的观众。有些人天生就有“表演细胞”，稍加点拨，上台就能演得像模像样，并很快成为舞台主角。有些人则需要多年的指导、磨炼，才能慢慢成才。

总之，无论个人天赋如何，只要尽本分，肯下工夫，饰演好自己的每一个角色，当上主角只是时间问题，俗话说“天道酬勤”，其实成为名医何尝不是如此。

医生医治的对象是人，而人的情感、心理极度复杂，对于熟知人性的医生而言，嬉哈怒骂就是人的情感宣泄，亦是患者求医的一部分，医生要有能力治之。能治人的医生才是上等的医生，单纯治病的医生在临床中缺少了一些揣摩人性的基本内涵特质。

中医作为经验医学，少了生活元素就不圆满，想要在中医领域更上一层次，生活经历不可少。我们周围的名医，有的外号“疯医师”（福建话，即神经的意思），有的外号“咸湿医师”（广东话，即常讲许多黄色笑话），他们在临床与患者交流当中，带着少许的幽默，这令人感觉愉快，轻松的气氛能令患者压力减轻，所以患者喜欢找他们解决问题。

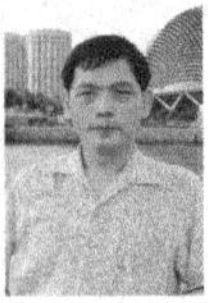

医生必须能体恤患者，从患者的角度看事情，并要放下架子，以平等的身份与他们交流，博得他们的好感。我曾目睹过中国长春骨科专家刘柏龄教授、安徽针灸名家高忻洙教授临床悉心为患者披衣盖被，上海李国衡教授不畏脏臭给患者推拿脚踝。这种发自内心的爱心和道德修养其实与医术造诣是分不开的，而欠缺了好学和虚心的指引，自己可能要摸索多时，或不得要领。

中医学望、闻、问、切的奥妙、辨证论治的精髓等，需要反复体会并向老师求证，“夸海口”“闭门造车”是永远不会明白其中道理的。打个武侠小说中常见的画面作譬喻，师傅把自己五十年的功力传授给你，你若虚心好学，方法得当，就能少练几年；如果夜郎自大，方法不对，五十年后都不见得有师傅的功力。

习武者若想成为同辈中的高手，除了自己苦练外，师父和际遇也非常重要。要想成为名医，前辈的引领和个人的努力也必不可少。

当今医疗市场竞争越来越激烈，年轻的中医患者群体正逐渐增加，年轻的中医师要抓住机遇，尽快培养起对专业和患者的热忱，有发自内心的关怀，使患者感觉到医生感同身受的体恤。医生不能只是一个看病的机器，冷漠、没有感情会令患者与你有隔膜。

当然，人的思维方式、学习与工作能力、为人处世态度等，从成熟到最高顶峰期应该在35岁至55岁之间。中医是经验医学，时间的历练必不可少，在中医界有句口头禅，“中医师越老越吃香”，这句话真实地反映了从年轻中医到老中医，再到名老中医的过程。

总之，名医不可能一日造就，必须不停地摸索和尝试，不停地吸收和扬弃，先要练就扎实的基本功，没有经过这一过程的中医，就如武术界所说的“练拳不练功，到老一场空”。

第十章

资产的经营与维护

在自己医术不断长进、财富不断增长之余，医生必须要善于经营、维护好自己这些已到手的本钱，与时并进，继续巩固自己辛苦创出来的品牌和成果，才不会使自己陷入盲点。这其中包括了继续提升自己的专业水准，这是无形的资产；还有扩大医疗单位经营规模或多元化经营，这是有形资产。

一、无形的资产

为了提高自己的分量和价值，业者必须继续学习中医相关学科，提高自己的专业内涵；同时，对中医理论在多年的临床经验背景下再复习，可从中得到不同的启发，使自己的专业水平提高到另一层面。

基础课包罗了中医各科需要的治病方法和信息，是中医各科诊病治疗过程中必不可少的基础，不管科别怎么变，但“换汤不换药”，掌握了方药及疾病的病因病机，就能在临床上自由驰骋，在千变万化中尽情发挥。

中医方剂学对于中医治疗范围、遣方用药的道理都有明确的阐述，如果我们能借助现代科技手段，对古典经方

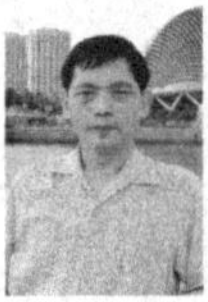

进行深入的研究，将有助于中医药提升到更清晰、规范的层面上。

我们在临床用药中要体现学贯中西的现代中医特色，既遵循传统中医理论，也要汲取现代药理知识，这样一来治病效果将会大大超过传统的用药方式。

另外，从自己原来所熟悉的中医科别拓展出去，了解一下其他科别，可以使你汲取更多的知识，储备多方向发展的潜能，丰富、加深中医的整体观念。

对于一个已上轨道的医生，由于软件、硬件都已达到一定的层次，改变“战场”相对比较容易，只要善用自己的累积才（财）富，顺应潮流，有计划地朝自己的理想路线前进，肯定能有条不紊地将自己的原有“码头”铺宽加大，如果再善于利用原有的设施和外界力量，也许连“航空母舰”也能进港。

当然，话又说回来，如果司机始终在陌生的道路上快速奔驰，容易引发精神过度紧张，以致反应失常，甚至半路翻车。经营诊所也一样，谋求发展的同时，千万不要完全放弃自己原有的专长或业务，否则你可能一事无成。

二、有形的资产

累积财富的同时，还要善于管理财富，使财富不断增值。医生只有一双手，赚钱靠的全是医生个人的名气和技术，所谓“手停则口停”。

如果你已成功实现金钱的原始积累，顺利掘到了第一桶金，那就不要停下，应利用已到手的本钱，积极寻求多元化的经营模式，使你的财富继续成倍增长。

例如，新加坡有一中医团体的领导，诊所经营成功之后，又利用盈余买了不少房地产，几年下来，在财富的拥有上可能已上千万元之列，是本地最成功的中医师之一。还有一些成功的中医师，或投资设立药厂，或介入药物进口分销等相关行业，也赚到不少钱。

也许你会说，我是医生，只会看病，其他行业的投资与经营我是外行，怎么可能赚到钱呢?

实际上各行各业的管理学是相通的，只要你肯动脑筋、好思考就能融会贯通，再加上多年来通过不断与患者打交道的基础，你的各种能力也会相应地提高，你的医术功力日臻完善，诊病越来越得心应手，而且分析、思维、判断能力也明显高于常人，许多东西初步接触就能找到要害，你一定能将自身的“软件”发挥到有经济效益的投资或其他领域上，在不知不觉中就获得了省钱和投资的智慧。

第十一章

医疗纠纷的处理

医生救治患者是本分，治愈患者双方皆大欢喜，治不好患者是自己技术差或是病较重；有些患者认为是医生不适合，也有所谓的“医缘”问题。医生要是把患者治坏了，多数患者或家属肯定不会与你善罢甘休，这就是医生所背负的责任，不管你收费多少或是免费治疗，一旦出现问题，你就要赔上大笔财产甚至断送前途。这不会因为你是医者而有所不同，这个就是交易，所以消费者给钱，医生把病治好，天经地义。医生提供最好的技术，技术好的医生患者多，收入高就自然发财了，若处理不好就会引起纠纷。

有人说“医疗是一个高风险的行业”。由于医生这个职业的成功靠的是好名声，所以往往在发生问题的时候，医生感到十分恐慌，常常做出许多错误的决定，或者是手足无措，任人摆布。因此，身为医生，诊病时一定要小心谨慎，注意留下相关证据。官司上门时，应该从容面对，仔细分析事情的始末，即便有事也要尽快厘清事件的症结，冷静地解决眼前问题，并可借助同行过去处理同类事情的经验，或向法律专家咨询，千万不能有息事宁人的想法，否则一步走错，全盘皆输。

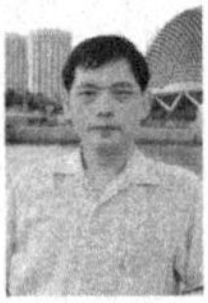

如何避免医疗事故的发生是医生一定要关注的问题，因为一旦发生医疗事故，轻者你就不得不破财消灾，重者则使你一夜之间名声涂地，甚至遭受牢狱之灾。俗话说：“常在河边走，哪有不湿鞋”，如果不幸真的降临到你身上，你应该如何应对呢？

有一同行曾诊治一女子，因项背疼痛不适而要求推拿治疗，但该患者三天后就来电要求赔偿，并投书医师公会要求协助，原因是做手法的医生把她的脖颈给扳坏了，不过当事人始终没再露面，只是通过电话骚扰、施压，倒霉的医生实在不堪其扰，最后的一次电话谈判时放出狠话，要让患者的丈夫与其一起到诊室来，当着大家的面，让他丈夫以同样的手法扳医生的脖颈以测试伤害程度，并承诺就算她丈夫不是医务人员，其后果也由医生本人来承担。要求赔偿的一方见医生要以野蛮的方式来解决纠纷，知道自己很难捞到好处，自己就销声匿迹了。

在这个案例中，医生的处理方法虽然有点简单、粗糙，但是对于明眼人一看就明白的敲诈勒索，这可能也是一种比较直接的解决方法。

另一案例也是颈项疼痛引起。因患者接受推拿后疼痛加剧，而转入西医院治疗，其家属认为这是医生医治不当造成，要求赔偿数千元。该医生立即向医院主治医生查询此患者病情，知悉做手法并没有造成患者伤害，于是要求患者家属出示医院验伤报告，如有责任，一定给予赔偿。患者家属因拿不出证据，最后就不了了之了。

医疗事故中最棘手的问题应该属非礼案，其中的内情非一般人所能理解，如果当时诊所内只有医生独身一人，那么开庭时将会百口莫辩，难逃牢狱之灾，因此在临床上，做一些牵涉到较敏感部位的治疗或检查时，最好做足防范措施，要有适当的外人在场监督为好，避免将来后悔。

总之，医疗纠纷千奇百怪，五花八门，有些是有心人在操纵，有些确实是由医生的疏忽所造成的，非常人所能想象，也令医生防不胜防。

最后，无论事故的结局如何，事故处理得多么缜密，医生都是最大的输家。所以，应提前做好防范工作。

第十二章

医患之道

[illegible]

第十二章

古人云："凡大医治病，必当安神定志，无欲无求，不得因其贵贱怨善，皆亲如至亲友"。医生的服务态度、医疗水平关系到患者生命的安危，而人的生命只有一次，所以无论接待什么样的患者，都要诚心相待，一视同仁，尽心尽力。

随着时间的推移，这种素质的培养更显重要，只有怀着平常心对待每一个患者，才不会因为某人的身份地位特殊而让自己心态不平静，影响自己的诊断和治疗。

从患者的角度来看，他们视医生如密友，能与你分享甚至是自己亲人都不知道的病情，或者是羞恐人知的疾病，或者是夫妻的感情世界与性爱生活等，都是对医生的信任。

从社会角度来看，其实医生所扮演的角色就如同修理汽车的工匠、修理电脑的技师。他们解决问题的方法也是收集资料，分析出现状况的地方，拟出方案，解决矛盾。

也许因为服务对象是人，让医生显得高人一等，但是医生自己应该把自己摆在与患者平等的位置，尊重每一位患者，而不是盛气凌人，或奴颜婢膝。

医生有时要放下专业的执着，运用处理危机的智慧来解决患者的难题，如果善意的谎言能够让患者及家属的危

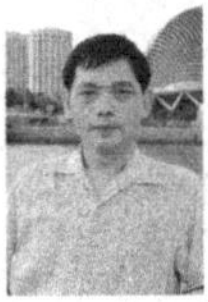

机转危为安也值得。

临床上医生的角色是多面的，医患之间的关系融洽更能得到彼此的敬重，这种融洽的关系甚至能持续到下一代。

在多年临床的过程中，我们接诊的患者不乏一些社会名流，有人建议应该与他们拍照合影，日后可作宣传之用。从商业的角度来看，尊贵的名流和曝光率高的名人都是不错的模特儿，都有很高的广告价值。然而，从职业道德的角度来考虑，首先要充分尊重他人隐私和权利，不管患者是治疗普通伤痛，还是男科阳痿等，医生都应该高度重视和保密，千万不能为了抬高自己的知名度，把某人常挂嘴上，或者做出有违职业道德的事情。

体验平凡人的生活，体味人生的意义，使我们更清晰地认识到大家都难免生老病死。作为医生，能在他人生病的时候扶上一把，是多么有意义的一件事。荣华富贵也在行医过程中悄然而至，所有这一切都是患者给我们带来的，有时连医生自己都搞不清，到底是患者需要医生，还是医生需要患者。

医生在治疗过程中所扮演的角色如同商业活动中的卖方，必须在服务内容上尽心尽力做足一百分，尽量让买方感觉满意，达到最佳治疗效果。当然，在“交易”过程中，因为细心的照顾，爱心的付出，以及患者的康复，又制造出了许多欢喜。

医生能体恤患者暂时的困境，适当给予方便，真心对待他们，这是对的，但一定不能贪图有所回报。我曾经接诊过一位八十多岁的阿婆，由于家庭条件不佳，经济拮据，造成自己坐骨神经痛不能延续治疗，给她的日常生活带来诸多不便，我当时出于同情患者的心态，治疗时只象征性地收取少许费用，但阿婆在疼痛反复之时，竟与有些患者一样，也埋怨医师的技术没用到位，没给她用上好之药。这就是“我本将心照明月，奈何明月照沟渠”的写照。还好阿婆在治疗康复后拿了我许多名片介绍给左邻右舍，有时自己带队来看诊，也算是一个知恩图报的患者。

还有一位三轮车师傅，初次看诊即声明自己经济困难，要求给予他优惠，当时出于同情，也就答应了他的要求，后来却带来了许多有心之士，想以同样的价码诊治，而且理直气壮地搬出某人的价码为例子，不达目的甚至出言不逊。你看有时候一时的仁慈，却惹来无尽的烦恼。一种米岂止养百种人，可见医患关系何等复杂。

常听有些患者说：“当我生病的时候，就会想起某医生，我的病一好就忘了他。”这一句话在医生听来真是既现实又残酷。现实的一面是有些人“用过即丢”的思想，折射出患者利用医疗服务的实际性，残酷的是患者的无情心态。

医患之间的关系是建立在医生能不能治好病的基础上的，患者有选择医生的权利，而医生除非遇到超出能力范围以外的情况，没有拒绝的理由。临床上，如果有两个同科医生同处一室，当甲医生的长期追随患者，偶然让乙医生诊断或治疗时，若感觉效果不错，就对原来的甲医生恶言相向，情况有如热恋的男女，一旦移情别恋，就形同陌路，根本没有眷恋你曾经给他带来过健康。

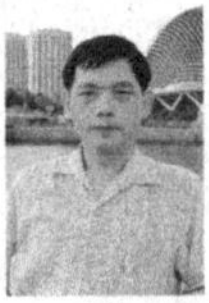

在多数患者的心目中，医患之间的关系是一种服务、交易，医生的专业技术就如同电器技师的修理技术，残酷的事实就是，若不能把电器修理好，人家就另请高明。

说这些可能让大家感到沮丧，或者打算今后以同样冷漠的心态来对待所有患者。其实医生应该以平和的心态来看待这些现象，况且这种患者毕竟不多。

人们常说“医者父母心”，但是可怜天下父母心，医生既要照顾患者的身心，又要面对患者的变心，这其中错综复杂的变数，千百年来都难以厘清。医生只有随着医龄的增加，个人得失之心的逐渐淡化，慢慢才能养成清静、平和的心态。

如何把握医患之间的关系呢？常言道“熟不敬，亲生怨”，医患关系应该是离而不疏。出于定位和经济利益考虑，医生最好与患者保持一定的距离，既要有明星的神秘感，又能与患者打成一片；既要与患者熟络，又要保持身份不变。原因在于如果医生与患者是朋友，收费则难以开口。印度商人的成功秘诀是“在商言商”，六亲不认。虽然我们没有必要做到如此地步，医患关系还是需要小心维护，亲近将难以得到尊敬。

第十三章

医商之道

一、医疗与经商

医生的责任是传达正确的保健信息，帮助患者解除病痛。因为这是“以人为本”的工作，普通大众对他们的要求非常高，所以医生有“医者父母心”的美誉。

医生也是凡人，也有喜怒哀乐的个人情绪和诸多欲望，也背负着长辈的期待和自己梦寐以求的飞黄腾达，所以如果你要求一个医生不食人间烟火，那是不切实际的。

我曾经看过这样一则故事，很有代表性。一女裁缝师受到一位顾客的批评：“你修习佛法是吗？你为什么那么贪心，索费那么高呢？修习佛法的人应该仅拿够维生的收益才是。”该女裁缝师明明知道自己的价格合理，却无法找到合适的回应，于是向高僧阿姜放请教。高僧说：“下一次再有人那样说，告诉他们我不是修佛法去当傻瓜！”

上面这种情况就好像要求国家领导为国为民服务，但是只拿少许或不拿俸禄。新加坡领导人曾说过，要挽留出色的人才，就要给足人才出色的价码，这样才能指望此人全心全意、责无旁贷地付出，因此“高薪养廉”成了当地的政府机关特色。

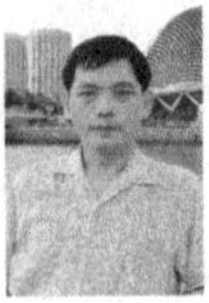

对于一个出色的人才，大家不能奢望他只作出贡献，不享受成果。出色的人才实际上是站在难度很高的地方，用其智慧解决平常人解决不了的问题，或做平常人做不到的事情，正因为如此，他们应该获取同值的金钱与物质作为个人奖励，并享受自己的付出所带来的丰硕成果。

行医赚钱是医生的第一目标，因为只有盈利了，医生才能生存，才能发展，所以我们要将行医也当成是一门生意，只要不违背良心，任何商业经营手段都可以出台，只要能问心无愧地面对患者，赚多少钱都没有问题，关键是在治病救人与赚取金钱之间找到平衡，或者说结合点，试想有哪个商人会对一个不赚钱的生意有兴趣？

医生为了不断地提高医疗水平，给患者提供更高质量的服务，必须要有一定的经济实力做后盾。例如，自己继续深造，改善诊所医疗环境与设施，哪一样不需要资金投入？

常听人说“医生应该有医德”，但是，医德是什么？医德并不是要求医生完全放弃对利益的追逐，而是要求医生不以诱导、欺骗、恐吓等手段赚取不义之财。

想要享受一流的医疗设施与服务，又不想付出代价是不可能的。新加坡卫生部长许文远先生曾经说过：“新加坡没有提供全民免费的保健福利，为什么？这就像在餐厅用自助餐，常有人浪费食物，但是照单点菜就不会有此现象。西方的福利制度虽然鼓舞人心，但猖獗的滥用一定不会使这种福利模式持久，况且还有高昂的经济成本。如果大多数健康而又有能力的人一生都依赖国家福利，任何福利都会宣告破产，不论那个国家多富有。”

当今世界有哪个国家的医疗体系发达而不需经济实力作为支撑？有哪个国家的医院没有开出高薪而能请到高水平的医务人员？关键还是在于如何平衡两者的关系，使得医院经营者感到有所收获，患者也感到物有所值。毕竟生命只有一次，在有能力的情况下，谁都愿意选择最好的服务。

医生赚钱就好比圣女爱上坏男人，如果强硬分拆他们，最后可能落得两边家长都失去一个孩子，而大胆的结合虽然暂时可能引起一些争议，但时间能证明，惊世骇俗之举只要处理得当，也可能产生两面讨好的结局。

二、医疗的商业品牌

大多数商业活动都会产生经济效益，收入的高低是建立在商业机构的运行效率、品牌效应基础上的。

对于医疗活动，品牌初始由医生带动，刚起步的医疗机构都是以医生为卖点，例如，拥有某某名医或某某专科大夫之类的宣传。当建立起基本患者群体后，有效的管理模式和运行方式能使你逐渐树立起自己的品牌，而一旦医院的品牌树立成功，医生或者医疗机构就步入了平稳的名牌时代，这时医生的名气也不是那么重要了。

名牌效应与管理机制将主宰经营者的收入、生存年限和医疗机构的扩张程度。

由于医生的个人时间有限，不能全天候服务所有的患

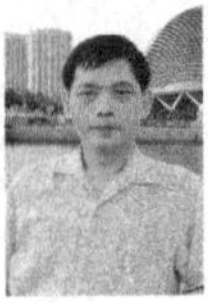

者，一些患者就会就近寻找其他医生看诊，为了不使患者有去无回，品牌的质量和可信度就显得非常重要，只有让患者内心产生归属感，才能在激烈的市场竞争中牢牢地抓住患者。

高品质的服务、颇具竞争力的价格是争取患者的筹码，不断求新求变、增加自己和机构的内涵是成为名牌的基石。

医疗商业活动的定位要考虑社会的需求，社会的需求将决定医疗商业活动的去向和兴衰，没有人能超越此范围而幸存，与其他商业活动一样，“适者生存”是永远不变的定律。

中医医疗活动更需要不断求新求变，因为中医面对的不仅是同行之间的竞争和患者群的伸缩度，还有来自西医的直接挑战，这就好比是与一个强人争吃同一块大饼，一切都不可能轻易得手。

中医要想与西医平起平坐，知己知彼不可或缺。丰富的治疗手段和整体治疗是中医的长处，如果你能善用传统医学长期累积的治疗经验，一切可能会变得容易。

不按牌理出牌、投机取巧的经营者，只能为少部分的群体提供服务，残酷的市场竞争最终决定他们的影响力和去留，此类活生生的例子经常在我们身边上演。例如，过去有一个专治绝症的“名医”，治病时喜欢用名贵药材，且收费高昂。这种方式让他声名远播，“名噪一时”。这只是个人的经营之道，绝对不是一般的模式，如果一些不明就里的年轻医生在行医初期也来仿效，走高价位的路线，结果可能会把自己多年来辛苦建立的患者群吓走，最后只落得走回头路重新再来。

三、医疗与慈善业

新加坡中医慈善医疗机构的成立有着特定的时代背景，宗旨是为一些弱势群体服务，在他们需要的时候有特殊渠道治病，而今却被一些善于利用低廉医疗服务的不良用心者所利用，这些人把福利团体辛苦筹集来的钱迅速掏空用尽。

中医慈善事业是否真能对有需要的社会弱势群体发挥出最大的贡献？有关人士恐怕也不太清楚，而且这种廉价、服务品质不高、无限扩张的中医慈善诊所，破坏了中医事业本身的健康发展，错误的信息让普罗大众以为中医治疗费用本来就非常低廉。

许多刚毕业的年轻医生创业之初就面对残酷的低价竞争，而商业成本的与日俱增，让创业者百上加斤。中医同行在搞慈善的同时，是否考虑过自己已经把中医市场、中医事业奉送给两类大集团：一种是慈善诊疗所，另一种当然是赚大钱的财团。大家可以从今天的中西医市场中发现，由于市场的恶劣状况，独自开业的困难度增高，因此刚毕业的医生只能将就着在大财团建立的大医院或连锁诊所里就职，拿着微薄的薪水，给财团大佬们赚取丰厚的利润，也由于所付薪金的微薄，财团们薄利多销的策略可以把一些医疗收费拉低，政府也乐于见到这样的结局。为了当“廉宜”机构老大的美名，却损害了自己行业的前途，培养

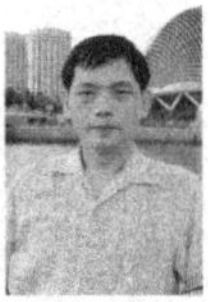

了下一代的继承人，却把医生当廉价劳工使用。还好这些问题很快就能得到解决，年青一代的医师从大学毕业后，他们需要养家糊口，需要靠辛苦所学的专业谋取将来的幸福，他们一定不能像现在脱产学习的人士那样，在工余时间去搞义务诊疗工作，这样既提升不了中医水平，又搅乱了整个中医市场。

小部分成功的中医师在提升精神质量时，无意识间设下屏障，阻碍了本专业的健康发展。从某些方面来说，这种经营之道损人而不利己，值得中医界反思。

反观西医行业则甚少有自毁前程者，新加坡一些西医妇科医生，在事业蒸蒸日上之后，搞起婚姻辅导类的半医疗、非营利团体，组织义工免费帮助需要的人群，既提升了自己的精神境界，又对自己的事业有辅助作用，这才是慈善事业的正确方式。

四、医疗与道德

医德就是医生的道德修养和治疗患者所尽的能力，两者紧密联系不能分割。民间深信医生医疗事业中治愈的患者多少是该医者所累积的功德，《佛学大词典》亦谓行善所获之果报。此功德除了自己能享受冥冥之中的利益外，医者的后代子孙亦能享受之。我不是宗教狂热分子，但是我想就像许多人当义工来使自己获得内心的喜悦，使自己生活更充实的道理一样，喜悦的心能让我们感觉世界的美好，喜悦和美好的心境就是佛家和道家所谓的天堂。

行医就必须多为患者着想，也许有些人的道德修养暂时还不到位，但最少也要奉献出真诚的职业道德，这样才能保持一颗平常心，贪婪的欲望和念头才不会充斥心胸，清澈的心境才会对医生这个职业有创新的见解和发现，并且在不知不觉中提升了医疗水平。为什么有些医生看诊治病疗效特好，患者特别信服，主要还是心态平静，宠辱不惊，累积了一定量的功德，在患者口碑的推动下，名声先于财富而至，财富随之就会源源不断地送到你面前，这绝对是你事业成功、行医致富的诀窍。

五、医商的最高境界

从本质上看，为医目的不是只为了糊口，经商目的也不一定只为了挣钱，因为这其中还有个人的社会责任。

随着社会的发展，文明程度的提高，人们的精神也在不断升华，内心的社会责任感会越来越强烈，那就是开始对社会真正作出无私的贡献和回馈的时刻。

获取金钱或奖励不再是主要的回报内容和服务目的，神圣的任务将变成提升精神质量的重要动力。

人的一生之中对社会的贡献越多、越大，相应的心灵深处就越是圆满、丰富。新加坡金融、地产界巨富陈似侗先生就对我说：“我已近八十岁，今天我所赚的钱，可能这辈子也用不着，我天天仍忙忙碌碌，为的是跟着我一起打拼的伙计，他们仍需要赚取家用”。铲泥机大王刘炳贵先生说过：“我的货仓不是很大，但是有些地方我三个月都没走

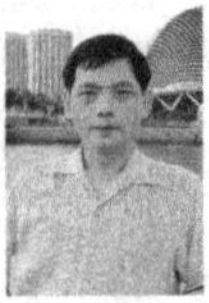

过。你的家再大，睡的也是那张床；钱再多，你也吃不下所有的东西，更何况年纪越来越大，许多食物已不能再多吃了。”

这两位温文尔雅、在自己的专业领域独撑一片天的长者真是悟出了生活的最终目标。人生不只是为了金钱而忙碌，还有更重要的目的。人一生赚的钱除了应付日常基本开支外，其他的钱不一定是为了自己，而且银行存款数目的增多也并不能保证给我们的生活带来更大的乐趣。

医商之道的最高境界在于增加自己的人生价值，提高精神生活质量，使人生更加精彩，发现心底深处的喜悦与满足，成为真正的富裕之人。

第十四章 再谈创业

中医师创业的路程是从中医学院毕业开始的，大家都按照自己的步伐和节奏前进，由于每个人性格与智力的差异，环境与机遇的不同，所选专业方向与市场促销模式的不一，事业发展各不相同。有些人也许起跑时速度不快，但是由于善于计划和变通，能够根据不同的路况调整步伐，一步一步地跨越前进，最后实力也越来越雄厚。有些人开始以跑百米的速度向前冲，冲劲十足，但是不到数百米就泄气慢走，甚至走完一圈之后就挂起跑鞋，永远退出比赛。

新手创业切忌有急躁情绪，好大喜功，一定要有自己的长远规划，既要循序渐进，按部就班，耐心等待，又要灵活变通，积极进取，善于发现商机。

俗话说："大有大做，小有小做。"新手要先根据自己创业资金的多少确定起步时的规模，如诊所的位置、门面的装潢、设备的添置、聘用人员的多少等。

"万事开头难"，是因为创业者的经营理念没有顺应潮流，别人能操作成功的项目，我们没有理由不行，这是必须树立的信念。每一个人都有其独特的智慧和长处，只要能发挥出来，其作为将是没人能取代的。

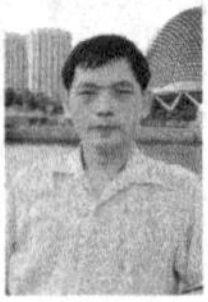

年轻时我们背负着父母的期望，怀着对美好未来的憧憬，意气风发，雄心勃勃，一心想要出人头地，实现自己的梦想，但是现实有时很残酷，不管喜欢与否，我们都要在别人的褒贬中来回盘旋，从中吸取教训和经验，接受他人善意或恶意的批评，不断否定自我、超越自我，把自己的事业一步一步推向前进。

许多接受过顶尖教育的人事业平平，部分原因是他们没有别人的“脸皮厚”，没有勇于承担风险的气魄和虚心接受别人批评的胸怀。

创业是人一生成长历程中的一个重要阶段，是我们后半辈子荣辱和生活的依靠，人生许多喜怒哀乐的精彩片段也包含其中。

世界上不会有两个人是一样的，每个人都有自己的世界观、人生观，他们对事物的接受和应用不一样，对事物的处理也有不同的反应和方式。

人生的结局每个人也是不一样的，所谓“人定胜天”或“一切都是命运的安排”是两个完全不同版本的故事。

记得我刚创业的时候，家境不佳，自己性格也比较内向，凭的只是五千元新币的资金、不怕辛苦的决心以及改变命运的理想，就是在边学边做的情况下行医，从面对十人都胆怯到面对几百人也侃侃而谈。这些都是从面对患者叫号开始，从一日门诊量两个人到数十人开始，一步一步艰难地走过来的。我想只要我们有坚定的信念，改变自己命运的勇气，不惧辛苦、排除万难的意志，个人的性格、命运最终都会被改变。

机会是事业成功的加速剂，只有找准机会，才能找到事业发展的转折点和突破点，借助这股力量就能让我们迅速踏上成功之路。

拥有坚韧不拔的毅力，永不言败的精神，是事业成功的保证，正是靠这种强大的精神力量，我们才能信心百倍地在人生的道路上驰骋。

第十五章

中医临床心得

第十五章

中國民族之新

中医的治疗方法种类繁多，但是掌握得多不如掌握得当。不管是选用何种治疗方法，都要充分运用自己的智慧，以及细致的观察、缜密的思维，所谓“勤劳检查，聪明处理”，即明确而彻底地检查患者，以求病因；治疗则要求精简、有针对性，切忌为了迎合患者心理，拖延治疗时间，或多做无功之事，尤其是推拿医生，常会碰到患者提出许多“顺便”的要求，妥善的处理可令医患皆大欢喜。

中医学是一门应用性很强的学科，不仅有系统的理论知识，还要有丰富的实践经验，非常注重“知行合一”。它要求从业者首先努力分析钻研，提出疑点和自己对理论的理解，然后把自己的想法付诸实践，反复应用，证实其可行性，也就是要从理论到实践，再从实践到理论。

综观中医所有的治疗方法，没有哪一种方法可以治疗所有的病痛，但是临床经验也清楚地告诉我们，如果能精通方剂、针灸、推拿这三种中医的主要治疗手段，应付日常医疗活动基本足够。其实中医学院毕业的学生都学过这三门课，也经常在临床上使用，问题是理解、掌握得不够深入。

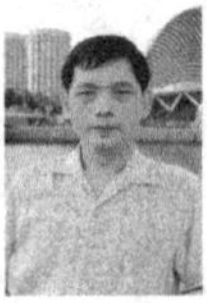

下面谈谈自己的运用心得与管见，希望能使你少走许多冤枉路。但是毕竟是一家之见，也不一定有理论基础，如有差错敬请指教。

一、推拿学

推拿疗法的使用有悠久的历史，它是人类在长期生活和与自然作斗争中创造出来的一种治疗疾病的方法。虽然西方国家也有类似疗法，但是其内容没有中医推拿疗法丰富，东西方的技术虽然不同宗，但也有共通之处，因此能在世界各地各放异彩。

中医推拿疗法是根据中医理论发展而成的，也是传统医学中最具特色的物理疗法之一。它的神奇之处在于医生只凭发挥一双手的技术，不需借助药物即能达到治病的目的，这也是其他疗法无法比拟的。在撮撮揉揉、推推拿拿、点点按按一段时间后，即能感觉症状的改善，效果立竿见影。以上描述也许有点戏剧化，但它确实每天在我们周围发生。中医推拿疗法的镇静安神作用在小儿身上能达到食欲好、睡眠香的效果；而缓急止痛、舒筋活络作用在现代社会的职业病中更显出其立显奇功的本事。它的魅力甚至能使有些人感觉上瘾，时常都有推拿的欲望。它对于筋骨、关节、肌肉等各种损伤疗效显著，对现代社会因劳损、过度疲劳或紧张而引起的毛病，诸如颈椎综合征、腰背痛、失眠等也都有很好的疗效，因此它是一种非常有医疗价值和市场价值的疗法。

学习中医推拿疗法不难，多数人通过努力都可以学会这一门医疗技术。推拿技术的高低、好坏取决于多种因素，如学习者对医学的掌握和领悟，导师对技术的传授方法与程度，学生的接受能力和施术态度，个人道德的修养等，所以学习这一门医疗技术时，如果能够得到名师的指点，就能少做几年的苦工，并且可避免落入“别人推拿后效果好，自己上手则效果不佳”的窘境。

从专业角度看，中医推拿的技术要求有时如西医的外科手术，只是没有把人体剥开而已，一点也不比其他医疗技术来得低。推拿这一专业相对较其他科别辛苦，赚的钱可能又不比其他科别多，所以许多中医师都不屑为之或不愿为之，更有甚者把推拿贬视为“医道小技”，视其从业人员只是一些没有医疗技术或能力的“粗笨”医生，因此，推拿医师应该努力改变、提升推拿技术和自己的专业形象。

目前中医推拿疗法在海外广受欢迎，患者群体非常大，应用也非常广，是新出道的年轻医师最容易建立自己患者群的项目，也是较少受当地卫生条例约束的医疗活动。推拿由于受术者所受痛苦较少，如今已成为许多注重健康人士提升生活质量的保健法，对不习惯于药物治疗者或对针灸有恐惧者，中医推拿疗法是一种不错的选择。

总之，推拿有很多的优点和优势，绝对不会被时代淘汰，我们若舍它而求其次，不是中医的损失吗？若是以连锁化模式来经营推拿疗法，估计年营业额应该数以百万计。

当然，就因为中医推拿的适用范围广，市场价值高，

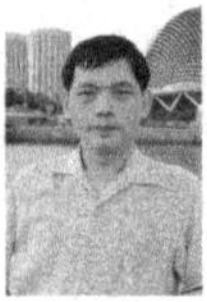

大部分国家对此行业的约束也不多，所以业内难免会鱼龙混杂，出现一些不利于推拿术健康发展的问题。但是不管怎么说，我们还要从千丝万缕中理出头绪，毕竟成功的背后肯定大有学问。

（一）推拿医师与推拿师

“推拿医师”与“推拿师”两者虽然只是一字之差，实际上消费者必须睁大眼睛来分别，才不会把自己的身体健康所托非人，毕竟治疗疾病与娱乐保健两者是顾客不同的需要。

推拿医师是接受过系统、正规医学教育的施术者，他们对疾病的病理、病因病机有深入、透彻的了解，能提供正确的专业咨询和使用必要的手法来治疗患者。推拿疗法是以治疗疾病为目的，以效果达者为功，所以不需要以时间为准，治疗时间依照需要而定，收费则是以部位和难度来计算。因此，对于推拿医师来讲，想要使自己处于有利之地，对于推拿时间的观念必须修正，才能让自己及患者的心理摆正，达到只问效果不讲时间的层面。另外，推拿医师有潜在的医疗事故风险，责任包袱较大。

推拿师只是对某些常见病种有简单的了解，他们是以保健为主的康乐活动经营者，推拿服务常按时间计算以换取酬劳，工作几乎无任何风险。

在中医界也有些医师因业务不好或为增加收入，被一些有心者聘请为挂牌执照医师，再以传统中医推拿包装原有业务，其中包括了需要向刑事调查局申请娱乐执照的按摩院和脚底按摩中心，推拿师为了混淆消费者的概念而以推拿医师自居，持照的中医师则沦为了名副其实的人头医师。

（二）推拿手法

中医推拿派系繁多，南北差异也很大。手法从八式到一百零八式，其中包含了许多花式和复杂的手法，以致初学者晕头转向，无所适从，或者把中医推拿误当作需要重体力劳作的专业。

其实推拿治疗取效的关键是找出病痛的原因和组织部位的不协调处，施以适当的手法调整之。就个人临床体会，传统中医推拿施术手法“轻重轻”的基本模式并不一定适合所有疾病的治疗，可以这样说，能用最简便的手法，达到最佳的治疗效果就是最好的推拿术。中医推拿的治疗套路就如同中国武术的套路，可能一套内含二十招，在练习和表演的时候就从头演练到最后一招，但是当正式实战的时候就必须临阵拆招，也就是说平时的锻炼会有本能性的出招应敌，这样才是术，就是心中有数。

推拿手法操作最重要的秘诀是要有手部内劲和持久力，如果仅有周密的治疗方案，没有实际的操作能力，则一切都是纸上谈兵，很难获得治疗效果。例如，在肩关节脱位的治疗过程中，如果没有坚韧的持久力，绝对不可能把脱位复上。再进一步想一想，如果一天遇到数个需要持久战的患者，自己的状态又不能及时恢复，那么第二天你绝对要找人帮你治疗。因此，平时锻炼也就显得非常重要。

这里提供个人锻炼的有效方法：每次拿一粒绿豆或大一些的红豆，用大拇指和食指用力捻揉，破裂可再换一粒，

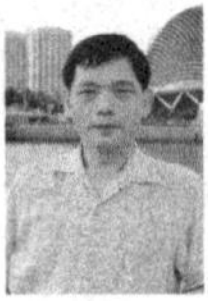

其中在锻炼的过程中，筋骨疼痛必须忍耐，几个月后就可练成浑厚坚韧的手指。举哑铃是很好锻炼臂力的方法，如果能够坚持锻炼，临床上就能得心应手。所谓工欲善其事，必先利其器。

另外，因为推拿是一种物理疗法，许多推拿手法是利用杠杆原理实现的，所以善用此原理将使我们达到省力、轻灵的最佳境界。

在临床上，推拿手法必须做到重而不滞，轻而不浮，刚中有柔，柔中有刚，手随心转，法从手出的境界，这样才能达到理想的疗效。

（三）推拿要诀

1. 熟悉解剖生理知识

借助人体解剖知识，可以确定体内器官的位置、筋骨形态和大小、血管和神经分布走向，掌握有关疾病的发生与发展规律。医生如果不知人体解剖结构、生理功能，其治疗就会带有很大的盲目性，甚至是在瞎胡闹。

推拿医师如果熟悉人体解剖，就能清楚地分辨出正常人体结构与病变部位的差异，如筋腱结节、软组织的柔软度、骨折等。例如，对于颈椎综合征，要能摸出病变节段和判断哪一组肌腱的毛病；腰痛要明了疼痛来自骨骼还是肌肉、肌腱止点；小孩外伤关节变形，一般只有骨折没有脱臼等。当然，若有怀疑，要即刻建议做 X 光、CT 等检查，不要做盲目没有目标的治疗，以免误事。

一些祖传的推拿师对筋腱和骨头都分不清，临床常出现误诊之事。曾见一自称是“正骨专家”的祖传治疗跌打的师傅，将小腿后跟腱完全断裂诊断为骨折。某国家篮球队队医，将球员小腿后跟腱完全断裂误当外踝普通扭伤来治疗，两周后仍没发现诊断错误。上述误诊的主要原因是对人体生理解剖知识掌握不够，诊断、治疗没有针对性，只看表面，不知本质。

总之，一流的推拿医师必须要有雪亮的眼睛，敏捷的思维，盲人的触觉，超人的警觉，以及患者的感觉。

2. 操作手法精炼简单

作为一个出色的推拿医师，推拿操作手法要精炼简单，用力巧妙。中医推拿最常用的手法主要是推、拿、按、摩四招，其他一些只是针对性不强又费气力的花招。我们在施术过程中要巧妙运用上述四种手法，重要的是在临床上运用得当，才能既治好患者的病又不会把自己搞得筋疲力尽，以免自己到了一定年龄后就无能为力了。

我们要积极改良一些中医推拿手法，使之能将老医生年纪大、医龄久的优势发挥出来，而不是让他们陷入“心有余而力不足”的窘境。北京名医冯天有教授的定点复位法就是很好的例子，该法简单，用力轻巧，但效果奇佳。我在多年的行医过程中，曾经观察、比较了传统推拿法与定点推开侧扳法治疗腰椎间盘突出症的临床效果，结果后者更胜一筹，其中道理是后者借助牵引的力量来拉开局部，再利用侧扳的旋转力达到改善局部微循环的目的。

当然，我们都经历了手法由繁到简的过程，由年轻力壮到年长体衰，由模仿到探索，再由探索到证明。如果没有当时复杂多变的招数和长期积累经验，也许就不能把今

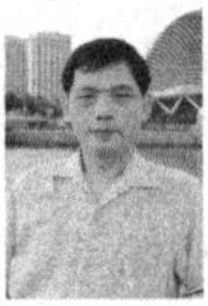

日的精简招数拿捏稳妥，招招针对要害。想当年费尽九牛二虎之力治愈之疾，今日悠哉闲哉，巧用技巧即达到效果，确实令人感到十分满足。

3. 医患合一

中医推拿需要医生聚精会神地对患者进行治疗和观察，所谓“手如缚虎，心无内慕”，通过与患者的互相应和以及自己的手感去体会、把握患者的感觉和感受，并及时做出调整，此即医患合一。

在临床治疗时，医生必须心、意、气、力相结合，尤其是要将自己的力道或手劲划分等级（可以是 1 到 10 的划分，也可以更精细的从 1.1 到 9.9）。施术时，若患者感觉疼痛难忍或难受，医生应该把手劲调低一级，重要的是使患者在痛苦最少的情况下治病，让患者有又爱又恨的感觉。

总之，医生必须做到懂得看患者的脸色施法，及时在施术过程中对手法做出相应的调整。

4. 抓住疾病的本质

治病要抓住疾病的本质，抓住致病的主要矛盾，针对其根本的病因病机或病理进行治疗。任何疾病的发生、发展总要通过若干症状体征显现出来，但是这些只是疾病的表象，并不都反映疾病的本质，有的甚至是假象，只有充分地了解疾病的各个方面，再通过综合分析，才能透过现象找到本质，找出病之所在，进而确定相应的治疗方法。

由于骨伤科疾病的推拿治疗以局部损伤处为主，“以痛为输”是治疗的重要原则，所以局部推拿较多，也很有效，问题是我们不能形成这种思维定式，以为任何病痛，局部推拿就能搞定，以致患者感觉术后舒服一阵子，过后又复发，这可能就是判断有误。例如患者手臂疼痛，可能系颈椎脊神经受压迫引起，也可由肱骨外上髁炎、外伤等原因引起，治疗时千万不能不寻根求源，只是简单地采取对局部止痛的方法，而应找出手臂疼痛的原因，依据不同问题进行有针对性的治疗，这样才能取得满意的疗效。骨折的复位，需特别注重神经与肌腱的路线分布，不能只着眼于疼痛局部而忽略整体。

5. 刺激量要适宜

手法刺激的量与最终疗效关系密切。正常体形和偏肥、偏瘦之人对手法的同一刺激量会有不同的即时反应和术后反应，因此，在推拿治疗时，首先要清楚患者的体质和体形。

例如，对于干瘦型患者，只容许浅中层施术，量轻，时间少于正常人一半至四分之三；对于含水量较多的肥胖型患者，首选手法是深推和摩，而按和拿法的量必须是正常人的一半，过量的按和拿可能造成皮下脂肪组织的损伤，导致术后局部剧痛。

我曾经见过医生用肘部强力按压肥胖者臀部，结果造成局部内陷血肿的患者。

由于体质与体形的影响，深刺激不一定是重刺激，浅刺激不一定是轻刺激。在治疗疾病时，皮表淤肿，要施以轻推和轻摩手法；新伤的量要少于旧伤，以免人为引起发炎，或毛细血管再度破裂出血。

总之，推拿只要达到治疗目的即可，不需要把患者搞

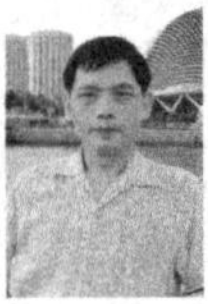

得呼天抢地；同时，也不要一味地迎合患者错误的观念，以为越痛越有效，搞得日后每次治疗都需要自己大力伺候。

二、方剂学

作为一名中医师，处方用药在方剂课上都曾学习过，按照课本的给药方式一般也没有问题。药就好像是军人手中的武器，它是医生治疗疾病的重要手段，处方的成功决定疗效。

有一个卖药膳的患者曾经对我说："要是换你们医师卖药膳，一定没有生意，知道为何吗？一盅上好的药膳，不是配方组成的药是否名贵，而是此药能不能入口，口感如何？喝此药有没有恐惧感"。这是一个很有启发的经验之谈，难怪他的药膳生意非常红火。今天的医疗系统有许多可选择的方案，许多较不痛苦的治疗方式更受欢迎；而汤药也是这样，口感的好坏对患者的依从性有很大的影响。

方剂理论在中医处方时直接影响疗效，方剂理论的造诣也直接体现了医生的用药思维和造诣。

曾治疗一中年妇女，主诉月经点滴而出一周左右才正式开始，所以几乎每个月有整二十天的月经处理期，曾经求治于西医未见效果，对此烦不胜烦。望患者面有大面积褐斑，面部表情毫无神采；闻声音低沉，谈吐之中对枕边人的行为有诸多怨言；问月经知颜色红褐点滴数天，之后量一般并见少许块状；倦怠乏力，睡眠质量差，对事物提不起兴趣尤其是性事；切其脉为细数。第一次初诊用药：

当归6g，柴胡12g，白芍12g，阿胶10g，茯苓15g，枳实6g，香附10g，生甘草6g，白术6g，连续服用六剂后月经才正式到来，与之前没有服药的时间一样。第二个月再诊用药：当归15g，柴胡12g，白芍15g，茯苓15g，炙甘草10g，白术6g，浮小麦30g，大枣5颗，只服用一剂隔天月经就正常而至。两付药都是同样健脾养血，疏肝解郁，但是效果区别甚大。第一方由四逆散的柴胡、芍药、甘草、枳实加味而成，原方主治肝气郁结，气机不利，后来发展其使用范围，凡由肝郁气滞而见四肢厥逆，或肝脾不和所致胸胁苦满，腹中胀痛或下利等均可使。第二方用逍遥散的柴胡、芍药、甘草、当归、茯苓、白术加甘麦大枣组成。原方主治血虚或情志刺激引起的肝郁脾虚，脾失健运所致的两胁作痛，头痛眩晕，口燥咽干，疲乏食少或见寒热往来，或月经不调，乳房作胀，脉弦而虚等症。两方基本治则类似，主要的不同是当归的量加了近两倍，阿胶虽然可以补血，但是在这里看起来它还是不能等同于当归，因为当归还有兴奋子宫和雌性激素样作用。

临床常见一些医师治疗肝胆问题病患时，开出龙胆泻肝汤，再加上丹栀逍遥片，其实两张处方在主治病证上是有距离的：丹栀逍遥片功在疏肝解郁，健脾和营，主治肝郁脾虚之月经不调，肚腹疼痛，或小腹重坠，水道涩痛等症；而龙胆泻肝汤功在泻肝胆湿热，主治肝经实火之胁痛口苦，目赤，耳聋，耳肿，肝经湿热下注之小便淋浊，阴肿，阴囊痛等。两张方子的组合是能增强疗效，还是导致互相矛盾，值得仔细考量。

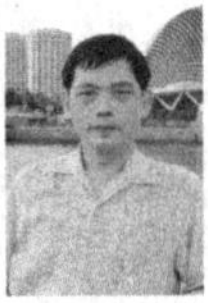

一般临床组方模式包括因证化裁古方、直接组方等多种。北京中医药大学方剂学科带头人、我师谢鸣教授常说："一张组织精密的方子，绝对不容许有多余的药物出现。"所以临床有精确的辨证，精当的用药，才能达到治疗的目的。

值得注意的是，目前许多临床中医师喜欢以西医的用药模式在临床遣方用药。譬如：胃脘不舒用平胃散片，便秘用大黄片，血压高用龙胆泻肝汤，足跟痛用足跟痛丸等。这种情况的形成，可能是由中成药的普遍应用所造成的。但是，如果医生在不熟悉方中药物配伍、组成的情况下，仅以方名所显示的意思作为遣方用药的依据，或是在没有第二选择的情况下，随便挑一种治疗同一系统的药物应用，这就违背中医辨证施治这一基本原则了，甚至因日久麻木而成为习惯，自己的医疗水平也永远不见长进。

现代科学技术手段、方法、思想正从多个方面改变着曾以方义理论推导、临床用方、经验整理为主体的传统方剂学科的面貌，尤其是在现代药理学的启示下，某些中药在处方中的出现、用法不再仅仅限于中医理论的阐释，而且取决于其所含的化学成分与化学结构，药效的发挥也直接与现代药理学联系起来。例如：采用加味玉女煎治疗退行性膝关节炎，其处方思维模式是建立在中医"阳明主润宗筋、束骨而利关节"的理论基础上的，同时结合了生石膏含高度的硫酸钙、熟地有类似皮质醇作用等现代药理知识。名家刘柏龄教授治疗老年性骨病的方子中经常出现牡蛎、狗骨两味药，其道理实际也属于中西医合并。

中医治病原则以症为基础，以病为整体，以证为核心，以治为目的，而中医的疾病证候是临床诊治精髓，也是遣方用药最主要的依据，掌握它才能配制出最恰当的方子。

方剂中君药是针对主病或主证，以病为主导的思维可以直接针对病源用药，而以症指导用药就如头疼医头、脚痛医脚，没有医病求源治本的思维；另外，根据中药归经理论，引经药能引导各药发挥更有针对性的治疗效用，这在姑且治疗时也是一种好办法。

在临证组方时，可根据不同病证先确立基本的经验处方，再根据证候作适当的药物配合。

中药是构成方剂的基础，而中药的使用涉及到药用部位、炮制、用量、配伍等诸多方面。虽然药性是药物效用的基础，但药量常对其效用产生影响，所以在一定程度上，药物效用是其自身性能与其使用剂量的综合表现。

方剂中各个药物的剂量决定了疗效的好坏，这就是选方容易用药难的问题。例如，颈痛胶丸治疗颈椎病，若属神经根型，则以血竭、当归为主；因血竭功能活血化瘀，当归补血活血，霸气中不乏仁者之风；痛甚稍加乳香、没药，既行血中之瘀，又活血理气，达到“通则不痛”的效果。若属交感型，则以天麻、钩藤、葛根为主，这是根据传统医学镇肝息风的理论及现代研究结果的组方，葛根通经活血，引药上行以止眩晕，辅以半夏、茯苓、陈皮治疗恶心呕吐；头痛加川芎、白芷，肩背痛用桂枝、姜黄；更以砂仁解诸药对胃部的压力。虽然寥寥数药，但其中药物剂量的变化至关重要。

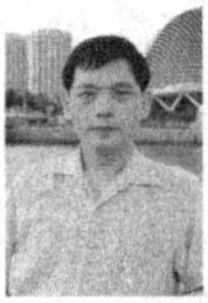

中药用量有很强的经验性，即具体使用时有其一定范围和偏重，这里有不同国家地区的用药特点以及人群的耐受性问题。例如，一剂大补肝肾的方药，在中国东北和新加坡使用，效果截然不同。新加坡因为地处热带，气候炎热，湿度高，人们喜熬夜迟睡，饮食喜辛辣食物及膏粱厚味，所以服药之后容易扰动内热，经常造成喉炎、便秘，或者伤风感冒；而在中国东北使用，则平稳而有效，且无任何不良反应。因此，我们在临床上必须仔细斟酌，根据当地的地理、气候、人群等特点，修改经方中各个药物的剂量后才可使用。所谓“中医不传之秘在量也”即是如此。

总之，中药用量应该是在安全条件下保证药物功用能得以最佳发挥的剂量，而且必须因人、因地制宜，切莫固守秘方，一成不变。

最后，复方与单方可使同样一种药物在用量上发生变化，有时效果也截然不同。记得有一同业长辈，自己颈椎动脉阻塞，常引起头痛，经西医手术后仍天天服用阿司匹林，结果头晕依旧，又造成溃疡性便血，自己尝试服用舒颈葛根汤无效，后来与我谈及此事，我建议他用葛根合血竭粉装入胶囊，每次服用两丸，一日三次，数日后他血止痛减。其中缘故应该是用升津之葛根并佐以消化道止血、活血药血竭，药味少用量加大，因而效专力宏。

三、针灸术

针灸术是目前广受国际认可的传统治疗方法之一，也是许多国家立法管制的中医侵入式疗法，必须是有针灸师执照的合法者才能执行的医疗活动，是一种令人又爱又怕的医疗技术，爱其有效缓解疼痛、有效治疗疾患，更加爱其能够提高生活质量；怕的是它的进针疼痛感、酸胀感，更怕它的触电感。

畏针是一些人的心理障碍，如何消除患者对针刺的恐惧心理，将技术充分发挥，达到最终治疗的目的，这是中医针灸师面临的挑战。

为吸引更多的患者，并达到针灸的最佳效果，很有必要探讨临床针灸技术，选用一些简单的手法，让自己的针灸术更符合现代人的心理和需要。

针灸医师要想在临床中突显自己，针灸技术的娴熟与患者心理的把握都非常重要，有好的技术却不理会患者的感受，可能使患者一去不复返。曾见一中国针灸名家在新加坡治疗中风患者，头皮针与体针都采用了非常强的刺激量，患者当时反应非常强烈，甚至痛苦不堪，结果大多数患者都没再复诊。

“宁可慢好，不多受折磨”是患者的心理要求。不幸的是，有许多医龄浅的针灸医生，为了贪功，或急于求成，还常用此做法。其实，因为你造成了这种刺激强的表象，有的患者会把其他一些不相干的不适都归咎于你，以至于你出于好心，却当了“冤大头”。

另外，中国针灸医生喜欢多针法，经常将患者全身扎满针，患者也乐此不疲，新加坡与韩国的情况则刚好相反，所以针灸医生要因地、因人制宜，想方设法精简针数，所

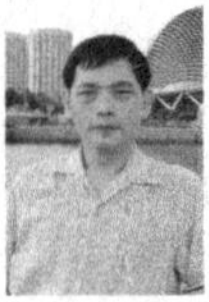

谓顺应时代潮流则顺风顺水。

（一）毫针

1. 针感的掌握

针感又称为得气，是指在针灸穴位进针达到一定的深度后，在行针的过程中，术者感到指下沉紧、重满，患者感到针刺部位有酸、麻、胀、重感，或上下走窜的触电感。得气与否是针刺有无作用、效果的重要标志。

考虑到现代人比较娇宠，对于针刺刺激非常敏感，正常“得气”的感应有时竟成为一些人害怕接受针灸治疗的主要原因，所以我们有必要把针感的强弱把握好，并预先告诉患者，让患者有心理准备。

对于针感时有时无的运针，或突然上下走窜的触电感，有时会使患者受到惊吓。

实际操作时，医生运针要能掌控自如。一般可以把刺激量大致分为轻、中、重三个等级，轻刺激适用于精神敏感或体质比较虚弱的患者，重刺激适用于体质强壮或感觉不明显的中风或痿证患者。

总之，临床应根据患者的接受程度和病情的需要作调整，采用不同的刺激量，以求达到患者接受与治疗需要之间的平衡。

2. 针刺的深浅

除了一些特殊穴位外，大部分穴位针刺的深浅并无绝对要求，而应以获得良好的针感为标准。体胖者，皮厚油丰，刺之宜深；体瘦者，皮薄肉少，刺之宜浅。

临床治疗时，千万不能拘泥于教科书上所规定的度数，在清楚解剖结构的前提下，要胆大心细，步步为营，根据病位及治疗需要，分别施以直刺、斜刺、横刺法，直至获得满意的针感。

对于针刺时病位深浅的考虑，意思是说要根据病在内、在外而考虑针刺之宜浅、宜深。病位深者深刺，病位浅者浅刺。

不同疾病其病位深浅有差异，针灸治疗时必须予以分清。准确地确定疾病皮、肉、筋、骨、五脏六腑的定位层次，是针刺深浅的依据。例如：黄褐斑为病在皮，针刺宜浅针；面神经瘫痪为病在筋肉，针刺要较深；坐骨神经痛要深针，臀外侧皮神经痛宜浅针。

另外，还要根据具体穴位的解剖结构决定针刺的深浅。例如，对于男性性功能低下的患者，在针刺气海及周边穴位时，针深宜一寸至两寸半，这样能获得直冲阴茎龟头的针感。

针刺的深浅必须要有针对性，太过则无益，不及则无效。例如，曾治疗一痛经病例，患者自述接受其他医生针刺气海穴后几个小时一直感觉中脘胀满难忍，当时询问该医生其中的原因？是否是针刺刺激强度太大？当时得到的答案是：“不可能”。其实后来临床经验告诉我们，针刺气海穴若深浅不对，或刺激太强，可出现针感扩散至中脘或使肠鸣增多的现象。因此，针灸的深浅必须恰如其分，否则不仅不能起人沉疴，反而误人。

必须提醒的是，要善于运用没有操针的手追踪针尖的倾向和位置，避免造成气胸等伤害，提高在透针时的准

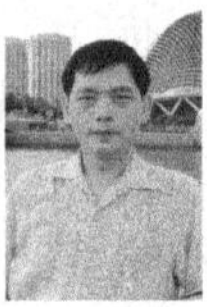

确性。

3. 押手的运用

针刺疗法最让人不能忍受的是疼痛，疼痛使许多人对针灸有恐惧感。还好随着针灸事业的发展，管针的装置让进针模拟了押手的进针，减少了疼痛，推进了针灸事业的进程。

押手指切可作为进针的辅助手法以减少疼痛，经过掐按局部皮肤之后，患者预先有可接受的皮外疼痛、麻木感，疼痛阈值提高，当进针时可降低疼痛的感觉。

另外，押手操作得当，还可令针感向病所放射，即所谓“气至病所”，以增强治疗效果。

押手操控针感的方法是欲使针感向下放射，则押手按在近端；欲使针感向上，则押手压在远端，配合针尖提插的方向，仔细琢磨就能逐渐体会。

4. 经筋针刺法

由于长时间采用推拿手法治疗疾病，我在刚开始应用针灸疗法的时候，始终感觉针灸治痛不如推拿，因为感觉毫针针体如此之细，所能刺激的范围非常的有限，所以临床上一直致力于寻找毫针替代推拿手法的方法。

通过不断的实践、摸索，我逐渐有所领悟。传统理论认为经筋的主要生理功能是起连缀、维络、约束、护卫的作用，其病理变化多为筋急、筋纵、筋痿等，其病证多表现在筋肉、关节的运动障碍及疼痛上。因此，中医人体经筋的动态活动具有类似西医肌肉、肌腱的动态活动的线力特征，这些线力群牵拉力作用于应力点，而过劳或外力作用有时会导致应力点产生病理性之“筋结点”，而后由起点演进到止点，最终形成大面积的经筋病变。中医“以痛为腧”是针灸治疗经筋病的基本取穴原则，如果能在需要的点上扎针，并视筋腱的长度和宽度来决定其他用针的数量，其效应应该与推拿类似。实践证明，临床治疗各种痛证取得了预期的效果，而且对于痛证，我逐渐由单纯的推拿治疗过渡到以针灸为主，这样花费在每个患者身上的操作时间明显减少，在有限的时间内可以诊治更多的患者。

总之，经筋针刺法是在长期针灸临床实践中摸索出来的方法，它将传统中医理论与西医知识相结合，按照肌肉、肌腱的起止点，结合痛点或神经分布，重点选用筋结点或起止点，其效果立竿见影。

（二）长针

长针是一种较为特殊的针具，其临床运用主要有两种：

一是采用长针行穿透针刺，是超强刺激之法，即针刺某一穴后，经过肌肉、筋腱，巧避骨骼，而穿出至另一穴位，并可用止血钳作适度的牵拉。主要用于中风后遗症的半身不遂、感觉不灵敏的患者，还可用于神经外伤后遗症出现的肢体瘫痪、筋脉拘急、关节挛缩等症，以及痹证日久不愈、关节屈伸不利者。主要用于强化刺激，以期迅速获得预期的疗效。由于该法刺激太强，部分患者不能耐受，所以在临床上应用要择人而施。

我曾经接诊一巴基斯坦籍人士，在送新加坡西医院时身中六枪，经手术取出身上的子弹，其中一颗子弹因穿过腰椎，导致下半身瘫痪，经过三个月的西医康复治疗仍然

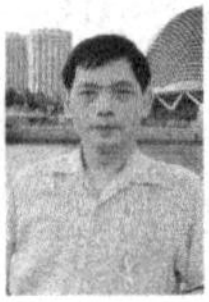

没有起色，不知何人介绍，由保镖推着轮椅来我院求诊。检查其下肢，对叩诊依然毫无反应，感觉全无。由于没有先例可循，且毫针的刺激量又太小，我尝试采用超强刺激的长针穿透刺之法，具体是阳陵泉透阴陵泉、昆仑透太溪、太冲透涌泉，配合深刺腰部夹脊穴和环跳穴。开始治疗时他的感觉非常微弱，以后逐渐转强，经过一个月的治疗，大腿的肌力有所增强，脚踝以下仍感觉极差。患者初步建立了一定的信心，当时恰逢斋戒月，家属电招其回国过节。两个月后再次来诊，在膝部箍紧器的帮助下他已勉强可站立，只是仍然不能行走。同样施以长针穿透刺之法，此时在患者踝部以上的穴位进针时，患者感觉非常强烈，后逐渐改用较温和的透刺法继续治疗两个月，下肢运动与感觉均得到明显改善。遗憾的是，由于他回国后没有再来治疗，后续没有办法继续跟进。

二是较为传统的方法，采用长针行比较温和的透刺，即一穴进针，得气后将针从皮下深处透至另一穴，以能望见针尖顶起皮肤为度，不刺破对侧皮肤。此透刺可以减少使用另一针，既能缓和患者的畏针心理，又能够达到针刺两穴的治疗效果。如地仓透颊车治疗口眼歪斜，合谷透后溪治疗中风后手指拘挛，阳陵泉透阴陵泉、内膝眼透外膝眼治疗膝关节病等。

（三）火针

火针是将针体烧红后刺入人体一定穴位或部位，以达到治疗疾病目的的一种方法，只要技术和适应证掌握得好，用之甚验。

火针的操作比较简单，可以在门诊进行，缺点是相当疼痛，容易引起晕针，所以手法必须特快才能减轻疼痛；好处是对于针刺有欠不足的大面积毛病效果特好，犹如西医的手术。囊肿在新加坡手术可能要花费数百到数千新元，要是运用火针疗法，一次基本痊愈，可以说得上简、便、廉。与手术面对的问题一样，囊肿可能复发。

囊肿治疗在临床上操作非常简单，可用酒精的火把针烧红，直接刺穿病灶点，以迅速让囊肿的水分流出，重点是要把液体完全挤出避免复发。硬皮茧俗称鸡眼，虽然是小毛病，如果长在脚板不治疗是非常痛苦的事，只要运用烧红的三棱针柄尾端迅速融割鸡眼局部，一般在死皮处不会有疼痛感，所以必须烧到患者有反应后才算大功告成。治疗顽固性外上髁炎就要用火针快速点刺痛点，点刺必须在皮肤稍入伸趾肌腱处，有必要精确掌握深浅尺寸，深则可能伤骨，浅则不入病灶，徒劳无功。

火针能起沉疴的机理主要在于人为制造可让液体排出的洞口，洞口是在火针的热力下迅速定型和封闭局部，不让血液从皮肤洞口流出，以便使内存的囊肿液体能被从容挤出，由于洞口小，在术后很快就能愈合；其次是制造炎症，从而加快局部血运循环和旺盛代谢，使受损组织和神经重新修复。

需要提醒的是，在施术前必须让患者知悉整个治疗的过程和反应，在患者同意的情况下才能开始，避免惹来恼人的医疗官司。为防止术后发炎失去控制和加速伤口的愈合，建议治疗后最好敷上烫伤膏药。

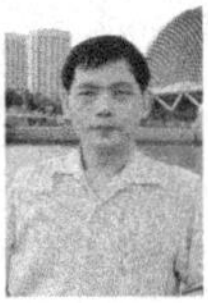

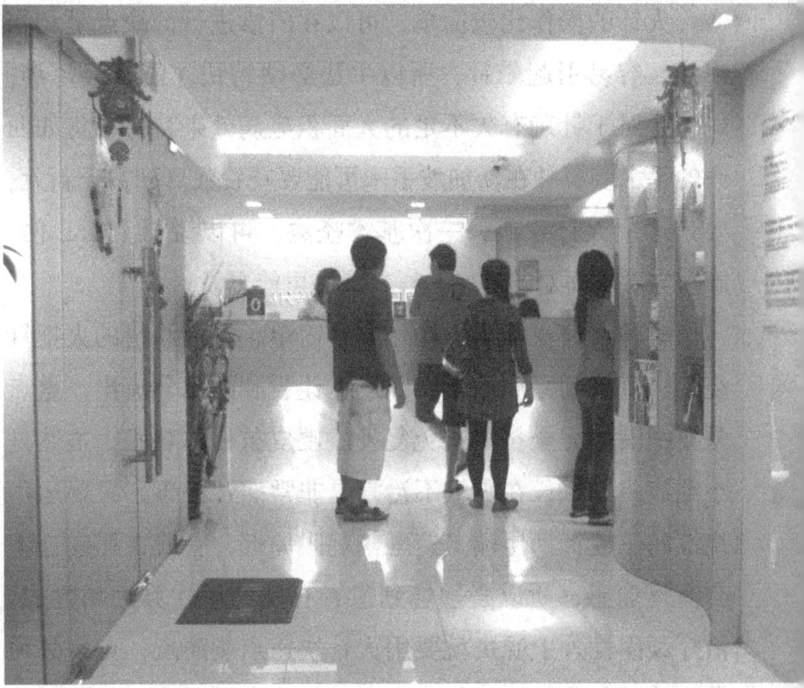

（四）艾灸

《医学入门》有：“药之不及，针之不到，必须灸之。”说明灸法有时能够弥补针法之不足，因而也是一种重要的治疗手段。

施灸时特别应当注意对量的掌控，这样才能达到预期的效果。例如，直接大面积的艾灸，虽然表面上未考虑穴位的特异性，但是从现代生理、病理角度分析，皮下的血管、神经、淋巴等组织在艾灸的热量多而范围广时，将发生更显著的反应，其强度明显高于普通艾炷或艾卷灸法，施灸时应加以注意。

在治疗男科病症方面，艾灸往往能达到起沉疴的奇效。

我在临床上治疗过多例疲劳性阳痿患者，在不用其他疗法的辅助下，采用大剂量艾灸患者下腹部数次后雄风再现，效果确实令人称奇，更难见到的是在艾灸的过程中，患者阴茎会不自觉的坚挺，维持时间又长，于是患者信心马上建立。

艾炷或艾卷灸法效果不错，但由于新加坡的大多数诊所都是在封闭式的冷气室中作业，虽然我在治疗室安装了强力抽风机，但是污染指数还是很高，基于健康理由我放弃了艾灸治疗法。

艾灸治疗法是一种疗效确切的中医瑰宝，对提高身体的免疫能力有很好的作用，许多虚寒性的疾病如鼻炎、咳喘、痛经等问题经过短期的治疗后都能起效，其作用机理可能与艾灸的温度、挥发油或者部位有关，有条件可以研究探讨，但是必须重视艾烟污染对施术者长期的影响。

四、应用实例

（一）针灸减肥单元

针灸减肥是在社会高度发达，人们普遍肥胖，在自身需要健康，外形要求完美的情况下，利用传统中医针灸疗法衍生出来的产物。由于疗效确切，是目前医疗保健市场备受瞩目的焦点。针灸减肥也不是完全没有缺点，其中包括了患者接受针灸时的疼痛与不适感，起效时间较某些疗法慢。但是由于它的后期疗效稳定，反弹较少，所以不失为一种可靠、不良反应少的减肥治疗法。

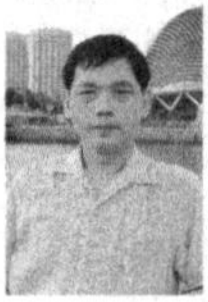

减肥事业由于非常有市场需求，所以竞争非常激烈，市场上有各式各样的减肥方法，疗效也参差不齐。想在如此开放的市场独领风骚，就必须有一套起效快，痛苦少的综合治疗方案，所以它不是单一疗法能胜任的。世界卫生组织就曾提出，肥胖的病因错综复杂，单纯的一种减肥手段并不是最好的治疗方法。

我们医院两位从事亚健康治疗研究与开发的针灸专家沈晓明、林秋吉博士精选了十个以内的有效穴位并应用灵活的王不留行子耳贴，解决了多针的进针痛苦经验，再加上中医中药、食物指导、心理干预等疗法，取得了很好的效果。主要运用针灸疗法，同时渗透其他项目，这是一个新旧理念的结合，也是集多学科才能完成的疗法，经大量临床验证取得了肯定的疗效。

如何将心中的理念，转换成有用的商品，不是在课堂上或实验室里能造就的，有用的商品必须能得到市场的肯定，不能按书本照搬，也不能在实验室把几只白老鼠，用香油炒鸡蛋养得白白胖胖，再来用书上记载的穴位针刺它们。实验结果疗效不错，不知是老鼠惊吓过度引起的消瘦，还是针刺本身疗效就是好，而且行动受限基本上是违背了老鼠的天性，老鼠关在笼子里不等于可以将一个人同等对待。经验医学要求我们在人群中去观察一般人的习性、临床上去体会治疗过后的效果，再从中总结治疗失败的个案，反复验证才能有最佳治疗方案，经得起时间考验并能在不同时间复制。

肥胖病多数是吃出来的，等同于给老鼠喂食，但是人类本身还有自律的能力，以及畏惧疾病和怕死的心理，而心理诱导、建立自信和行为纠正是用老鼠不能模拟的。我院针灸减肥专家们设计的减肥单元就是运用了上面所谈的以人性为理论基础，采用针刺加耳穴压豆法、食物指导、心理干预等三位一体的综合减肥方法。为使获得性肥胖能在较快的时间内起效，要严格控制饮食，教育肥胖者改变饮食习惯和结构，还要增加自身运动量，以期达到减肥疗程之后有一个全新的生活方式。

减肥的重要性在于肥胖不单是一种疾病，更重要的是形态臃肿，影响人的体态美和外观美，并动摇自信心，在现代社会中可能失去竞争的优势。不管你承认与否，体态会给人带来许多负面联想，给生活和工作带来不便，拥有美丽身材的人总是比较有优势，这是不争的事实。体粗笨重不仅使体力负荷加大，免疫力减弱，造成物质代谢和内分泌异常，同时也大大增加了患高血压、糖尿病、高脂血症、骨关节病、心脏病、性功能障碍、不孕不育等疾病的概率，加重了医药开支的负担，必须长年累月服食药物以延续生命，并且会加速衰老和死亡。因此，消除和减轻肥胖可使人达到形体优美、健康长寿、提高职场竞争力和生活质量的目的。

中医对于减肥的概念应该不能只停留在减重这一层面上，减肥要观察的指标包括BMI值、瘦肉值、水分值、腰围与臀围之比例、基本代谢率等。因此减肥不等于减体重，仅用体重标准来判断疗效是不够的，如有合并水肿或是利用发汗原理来减肥，水肿消退即可使体重下降，但这种减

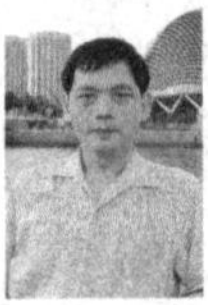

肥不等于体脂的减少，市场上有许多减肥广告常标榜一次疗程可减多少公斤之类，其可信度要有许多问号。

脂肪组织中 75% 为脂肪，23% 为水分，另有少量的蛋白质和矿物质，通过利水虽可明显减轻体重，但水分可通过每日补充水分而恢复原状。

还有一种情况，治疗后体重不减，有时是由于肌肉增加了，而体脂却没有减少，也应视为有效减肥，就如运动员有发达的肌肉，也可能有较高的 BMI 值，并不一定是肥胖。肌肉的增多意味着患者此后吃等量的食物也不会发胖，因为肌肉能消耗更多的热量。

许多肥胖患者在减肥成功后感觉怕冷，一派阳虚或气虚之象是因为脂肪流失减少，身体未能适应过来而已，无须惊慌，若以为是减肥造成了身体虚弱，因此停止治疗而导致前功尽弃。

在从事真正的减肥计划前，最好先有理想体重的概念，世界卫生组织计算标准体重之方法：男性：[身高（cm）-80]×70% ＝标准体重，女性：[身高（cm）-70]×60% ＝标准体重。如果要求自己的体重少于标准体重太多是不切实际的，往往造成身体过分瘦弱、自身免疫力下降，甚至影响心理健康。全面解读与肥胖有关的指数对减肥的临床治疗有正面的意义和指导作用。

（1）身体质量指数（bodymassindex），缩写为 BMI：由于个人的体形骨架不同，为了同时顾及身高和体重的比例，最好采用身体质量指数，其计算公式如下：BMI= 体重（kg）/ 身高的平方（m^2）。肥胖的定义是指体内脂肪过量而以体重为基准。在成年时期，体重增加的主要原因是体内的脂肪组织增多及体脂肪增加，若男性超出25%，女性超出30%以上，就视为肥胖。

（2）腰围与臀围比值：是人体脂肪分布的指标，皮下脂肪层具有保温的功用，厚度增加也反映体内的脂肪增多。体脂肪之分布可分为两型：上身肥胖型与下身肥胖型；故可利用腰围与臀围之比例来诊断，若男性大于0.9，女性大于0.85，则为上身肥胖。上身肥胖型有患心血管疾病、高血压、糖尿病等慢性病的危险，过多脂肪积聚于腰间与患有慢性疾病如心脏病、糖尿病等有关。临床观察到针灸减肥的后效应，在停止治疗一段时间后腰臀部的尺码能继续缩小，而且非常明显。

（3）基本代谢率BMR：BMR是指一个人在静态的情况下，维持生命所需的最低热量消耗卡数，主要是呼吸、心跳、氧气运送、腺体分泌、肾脏过滤排泄、肌肉紧张度、细胞的功能等所需的热量。我们常会发现有些人食量很大却不发胖，另一些人则说自己就是喝水都增重，原因就在于基础代谢率的高低不同，因此如何提高基础代谢率可以说是减重计划的基础，也可以说是每一个减重者是否成功的关键因素之一。基础代谢率决定了大部分的热量消耗，因此代谢率低的人，在减重时就要采取相应的提高措施，由于将来体重增加的机会一定比别人大，所以增加身体的肌肉也是办法，因为BMR与肌肉组织（leanbodymass）的重量成正比关系。

基础代谢率会因年龄、性别、身体组成、荷尔蒙的状

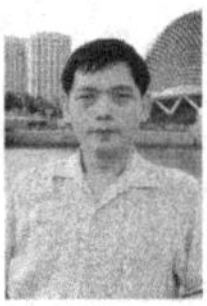

态而有所不同。它会随着年龄的增长而有逐渐下降的趋势，成人期后的 18 ～ 25 岁是基础代谢率最高的时候，但是过了 25 岁以后，基础代谢率就会开始下降，大约每十年下降 5% ～ 10%，也就是说当我们 50 岁时，基础代谢率已经降低了 15% ～ 30%，这也是为什么很多人 50 岁以后身材逐渐走样的原因。

热量消耗的途径主要有三个部分，第一部分是基础代谢率，约占了人体总热量消耗的 65% ～ 70%；第二部分是身体活动，占总热量消耗的 15% ～ 30%；第三部分是食物的热效应，占的比例最少是 10%，这三者的比例大致已经固定，体重不容易下降是因为身体有抗拒减重的倾向，因此调整方式包括 BMR 降低、热量保存效率增加、活动量降低、心跳速率减慢等。

更要注意的是，体重改变不一定代表脂肪的变化，通常减重初期，体重快速下降，减少的成分以水分为主，随时间加长，体重减少速率和缓，这时减少的才是脂肪。减重过程涉及脂肪组织的分解，往往伴随有体蛋白质的损失。理想的减肥饮食不仅热量要适当降低，还要含有充足的其他营养素，尤其是蛋白质，以弥补蛋白质的损失，才不至于影响整体的减肥计划。只要持之以恒坚持治疗，不要间断，都可以有助减轻体重，恢复苗条身材。

饮食计划的方式必须个性化，违背个人日常生活饮食习惯，就很难持久。体重控制的长期目标在于改变不良的饮食行为与生活方式，若能配合适当的运动计划，成效更为理想。养成健康的饮食和生活习惯，终生将受益。

运动会消耗热量，如果我们消耗的热量大于吃进去的热量就能减重。运动燃烧脂肪并增加肌肉量，减重若只靠减少饮食，会同时失去相当的肌肉及脂肪；若合并运动，减轻的体重便会以脂肪为主，因为运动会留住肌肉且会提高新陈代谢率，并帮助燃烧更多热量。运动尤其是中强度的运动，反而可以降低食欲，提高新陈代谢率。开始减肥后，从减少热量摄取的第三天开始，基础代谢率便会开始下降，此时就需要靠运动来提高减重者的新陈代谢率，帮助体重持续下降。运动能促进身体的整体健康，对过重的人来说，运动对血压、血脂、血清胰岛素值及心肺功能都有改善，而且只要通过中强度的运动即可起作用。

针灸减肥单元是整合中西医病因病机并结合针灸和耳穴取穴，组成的减肥最佳组合，起到了内调外治及饮食治疗的综合作用。首先，能调整内分泌系统，通过刺激丘脑、内分泌等相关穴位，调节各内分泌腺的分泌水平，使机体内环境达到一种新的平衡，从根本上达到减肥目的；其次，通过整体与局部穴位配合，增强机体兴奋性，促进机体热量消耗及脂肪燃烧，促进糖原、蛋白质转化，使脂肪得以重新分布；再其次，通过抑制胃肠消化吸收功能，控制机体对营养物质的吸收，从而减少摄取与储存，减少肥胖者的饥饿感，减少食量；最后，还可通过增加大小便的次数协助减肥。总之，针灸减肥单元治疗可有效促进能量代谢，增加能量消耗，促进体脂动员，使脂肪分解或重新分布，从而达到减肥之目的。

这里要注意的是，肥胖其实是不正确的生活态度所造

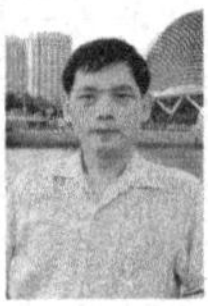

成的，如果你的身体健康，内部阴阳相对平衡，身体自然不会发胖，而体重的增加提示你的健康已经亮起了红灯，必须引起重视。而减肥不应只是视为一种阶段性的过程，应该将减肥变成一种健康生活的态度，减肥能让我们的身体感到很清爽，整个人都好像焕然一新，也让我们重新开始了新的生活。

在针灸减肥治疗过程中，可能会出现厌食、口渴、大小便次数增多、疲劳等反应，这些均属于正常现象。因为通过针灸治疗，机体的内在功能不断调整，新陈代谢加快，能量不断消耗，而出现一些临床症状，等到机体重新建立平衡，这些症状就会自动消失。

（二）骨伤科软硬伤的用药

“专病专方”在中医骨伤科临床应用的形式主要是分期处理方法，即无论是硬伤还是软伤，时间是遣方用药的基础，同时必须注意是伤气、伤血，还是气血两伤。

根据中医理论，行气活血是骨伤科前期治疗的基本原则，但是临床上不要忽视清热解毒药的应用，因为损伤所造成的疼痛实属一种非细菌炎症，所以局部可有红肿热痛。若因为患者的饮食不当或医生的行气活血药中温热药量太重，可能会造成患者咽喉发炎，或伤处局部化火而使疼痛加剧，这就是在热带地区新加坡用药需要注意的问题，也是中医因地制宜的体现。

记得有一位中国北方的中医骨伤专家到新加坡出诊，见我伤科处方必加配穿心莲或生石膏或蒲公英等药，甚感不解，我当时未作解释，只是要他按照自己的习惯处方用药，结果三日后，由他诊治的患者复诊开始喉干舌燥、伤风流涕，要求予以调治，才明白其中用意。

另一位本地中医师应用桃红四物汤加活络效灵汤治疗外踝扭伤，结果患者饮用一日之后，局部就开始红肿剧痛，转来求治。其实这也是由于处于热带环境，再加上应用成药合剂，两方中重复的当归引起化火的结果。

在治疗伤科初期的药物中适量加入消炎药实为重要。例如，中国骨伤科名家张宝春的消肿活血汤，其处方是在伤科活血行气的基础上加入了人中白、黄柏、忍冬藤等清热解毒药，确实独具匠心。

中医活血化瘀一代宗师——清朝王清任，他的处方思路对后世影响深远，就个人来说，多年下来有如下体会：

（1）对于四肢软组织损伤的初期，一般采用桃红四物汤为基本方，上肢部加桑枝，下肢部加牛膝，疼痛较重加乳香、没药等。

（2）对于头部及胸部扭挫伤，一般采用血府逐瘀汤为基本方，气滞者加延胡索，气滞血瘀严重者加乳香、没药等。

（3）对于肋骨两胁受伤的疼痛，一般采用复元活血汤为基本方。

（4）对于小腹伤痛，一般采用失笑散为基本方。

（5）对于背腰部疼痛、扭伤痉挛，一般采用芍药甘草汤为基本方。

（三）骨伤科瘀肿的处理

瘀肿是骨伤科经常遇到的问题，如何让瘀肿尽快消

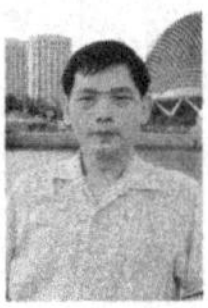

退？这是考验骨伤科大夫的处理能力和水平。扭伤本身不是一种大病，以致于有些“专家”对此不屑一顾，但它却对患者的日常生活、工作产生很大影响，因而有市场需求。一个普通外踝扭伤的治疗，瘀肿是否消退殆尽，是衡量临床治愈的一项重要指标，也能体现医生的医疗水平。

新加坡有不少跌打科医生专门治疗此类疾病，现实是有的生意很红火，门庭若市；有的却是门可罗雀的，相当冷清。这是为什么呢？关键是我们能否使患者的跌打损伤部位瘀肿迅速消退。

我在“专病专方”过程中，处理骨伤瘀肿的方法如下：

（1）即时伤：即不超过二十四小时的扭伤。冷敷其实是最好的方法，由于软组织损伤，毛细血管破裂，以致血液及组织液渗出，这时需要采用冷敷的方法，使局部停止渗出。

包扎也是即时伤的必要治疗手段，需要注意的是，这时你不但要包得扎实，还要留有空间让损伤局部能继续渗出，必要时可以用较硬的纸板压迫局部，而且可以在皮肤表面裹上一层止血活血、清热止痛的中药膏，以促进渗出的吸收和消肿。

当然，上述处理的步骤你应该做得非常有中医特色，毕竟你是打着中医骨伤科的招牌。在实际工作中，有部分患者不太愿意接受这种处理方式，因为民间深信冷敷可能引发风湿，所以你可能需要费时作一些解释。

（2）新伤：即超过二十四小时而少于十四天的扭伤。中药熏洗是最常用的方法，因为温热的水加上相应的中药能加速局部的血液循环，并使损伤的部位软化，便于推动沉着胶滞的瘀血，而外裹消肿膏加包扎仍然是此阶段的理想消肿手段。

（3）旧伤：即损伤已经超过十四日。局部可能仍有肿胀，但疼痛是主要问题。推拿可以使损伤的局部关节、肌肉重新排列和分布；而拔罐则使患处血液循环、新陈代谢加快，并拔出残留的瘀血，起到“通则不痛”“去瘀生新”的作用。

（四）颈肩腰腿痛的治疗法

颈肩腰腿痛是中医骨科诊所的常见病，如何能让医者轻松，又能尽快解决患者的问题？这就需要医师有扎实的中医基础，再配合使用一些简便的牵引器材。牵引疗法是物理治疗中较有效的方法，加上中医针推本身就是无敌的治疗手段，不需要大量的金钱投入，就能达到显著的效果。

不要相信单一疗法会比综合疗法有效，纵然有效也会把治疗者搞垮，行医路程是一条漫长的路，我们不能把自己弄得天天疲惫不堪，没有丝毫空间让自己思考。既要治疗大量的患者，又要能腾出另一只手来做别的事情，那就必须运用少许的智慧，这样可以使您的治疗过程看起来更加有专业性，创造另一种价值。

颈椎综合征一般是我们知道的常见类型，但是临床上有一些情况是必须经过大量临床才能发现的，且多数是发生在年轻人身上，正确讲应该是一些职场人员，症状也是颈项强痛、僵硬、单背或双侧刺痛难忍，X光检查无异常，如果以一般的颈椎综合征分型，勉强也能符合某一型，但

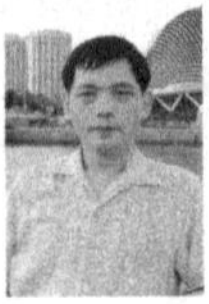

是治疗效果就是不好，追根究底不难发现，患者都是正在承受压力。无形的压力让肝气郁结，肝经布胁肋，循喉咙，上连目系，出额，与督脉会于巅。肝脾失调令肌肉失养而造成疼痛，一般治疗以和解肝脾剂为好。推荐的方药有：逍遥散、四逆散加味。

另一种颈椎综合征是在上呼吸道疾病发病前后，颈背部突发性疼痛，临床可能也有颈椎病的其他症状体征。如果遵照一般的大补肝肾、活血化瘀法可使疼痛加剧，原因可能是因为上呼吸道感染的细菌渗透到其背后的软组织，诱发了神经发炎。上呼吸道感染引发的颈椎综合征，一般治疗以清热解毒、消炎止痛为最佳选择。推荐的方药有：银翘散、普济消毒饮加减。

腰椎间盘突出症也是临床常见的问题，推拿科治疗效果明显，只是因为操作起来费时费力，不适合年纪较大和业务繁重的医生，因此这里介绍一种精简有效的处理方式：利用牵引床拉腰二十到三十分钟。注意牵引带的位置要在患病的部位；最后要让患者侧卧，重点在于用大拇指或食、中两指钩住疼痛的脊突，再行定点复位法旋转患者的病变腰椎就可大功告成。

（五）高血压

高血压是当今发病率最高的病种之一，以往中医治疗此病都是以肝论治，主要运用镇肝息风法来治疗所表现出的症状，但是，临床上大部分高血压症患者普遍没有突出的临床表现和异样，因此在治疗上有一定的困难，疗效也一般，所以是中医师临床上的难题之一。

高血压的测试清楚告诉我们，它是心脏的收缩压与舒张压超过正常标准，问题就在心脏或血管，理论上我们应该探讨以心论治，心脏的功能调整正常，血压不就能下降吗？笔者临床上治疗高血压问题尝试调整心律的速度，对某些类型的高血压的确有效，由于数据尚少，未能找出规律，有待努力进一步研究。

第十六章

行医感悟

我从前经常在自家附近的蓄水池边跑步。这是一条圆形、沿着水池而铺设的道路，有时我觉得这四五公里的路就如同人生的路程，当你跑过一半，感觉力不从心时，却不能有回头走的抉择，因为要回家的话，前后都是同等距离，所以只好打起精神，努力向前，跑完或走完全程。

途中还经常遇见各种人群。有的年逾古稀，有的青春年少，有的高大威猛，有的骨瘦如柴，有的健步如飞，有的气喘如牛。他们为什么要跑？他们追求的是什么？我想无须争辩的一点是，大家都为了自己心中理想的目标。在这短短的五公里路程中，有人能轻易地跑完全程，也许他平时训练有素；那些坚持跑完整个路程的人靠的就是坚韧的毅力。行医何尝不是如此？我们也是在这似曾相识的同一路程上，日复一日，年复一年，为了目标而不停地向前奔跑。

作为医生，凡事要为患者多着想，金钱能买到很多东西，但是不能买到安心，能轻易为患者解决问题时决不复杂化，财富的增加不是靠自己不择手段累积就能达到的，即便是暂时得到也有可能在短时间内就会挥霍完毕。所谓

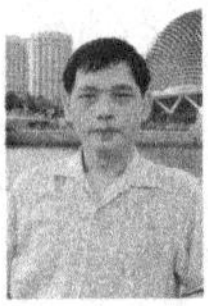

相由心生，心境左右我们的一切。内存恶念就可能利欲熏心让目光短浅，善心让自身没有包袱而心如明镜，一切小心谨慎，胆大心细，这样才能使自己治疗患者和投资时避免出错，起到正面的效应。声音是与人交流的工具，它能直接渗入对方的大脑深处，使之对语言作出评估和反应，敷衍和不耐烦的态度会使对方反感；有亲和力和说服力的语言令人感觉舒服、有信任感。有说服力的语言除了具备丰富的内涵以外，还要有发自内心的真诚。

一个人的成功与否并不是老天的安排，而是靠自己的思想、心境，因为思想行为左右我们的习惯，而这些习惯主宰了我们的性格，决定了以后的命运。如果能够改变我们的思想、行为模式，就能改变我们的习惯，我们做任何事情肯定能成功。佛家讲的因果应该就是这个意思吧。

每个人都生活在自己的小天地中而被封闭起来，因而不能了解别人的另一片天空。不管是人性或医学，在诸多分型中也有共性，万事都有其规律，不管是人或事与物，都离不开既定的模式，只要能搞清楚其中各型的需要，一切就不会太难了。

我对自己的要求是就算患者在自己治疗期间往生，我也能坦荡地面对他而没有愧疚，尽自己所能，竭自己的全力，毕竟我们能经营好自己的事业，坦然完成医生的使命，这才是最重要的。

作者简介：王邦旺，男，1960年出生，新加坡人。主任医师、医学博士，新加坡福建中医院院长，新加坡卫生部中医管理委员会注册中医师、针灸师。

教育背景：1982 年到 1986 年就读于新加坡中医学研究院，中医专业毕业；1996 年考入长春中医学院，师从中国五百名老中医之一刘柏龄教授和宋一同教授，攻读中医骨伤硕士学位，学习期间在骨伤及骨病的方药与手法、耳穴临床诊治与头针疗法等方面得到刘老和宋老的真传，1999 年获得医学硕士学位；2002 年考入北京中医药大学，师从原中华中医药学会方剂分会主任委员、国家重点学科方剂学学科带头人谢鸣教授，攻读方剂学博士学位，从事古方新用的研究，主攻退行性膝关节炎的中医有效治疗方药。2005 年以博士学位论文“加味玉女煎治疗退行性膝关节炎的研究”顺利通过答辩，获医学博士学位。

职业经历：1986 年创立“福建中医续断理疗所”，致力于骨伤临床诊治工作，主张博学而致用，擅长运用内服外敷、针灸推拿、熏洗理疗等疗法综合施治，疗效显著，并研制出生肌玉红膏，治疗深Ⅱ度以上烧烫伤屡获奇效；2004 年在“福建中医王氏诊疗所”及“王邦旺中医骨伤专科有限公司”的基础上组建福建中医院和“男性保健与治疗所”。目前主要从事各种疑难杂症的诊疗工作；对外与连锁集团合作从事亚健康保健系列的研究、治疗和药品、保健品的开发。

曾任：新加坡新民日报“食出性福”四十系列主讲医师，反映热烈，受到好评。任新加坡《联合晚报》保健版男科信箱解答专家，新加坡中华医学会委员，中国安徽中医学院硕士生导师，国际华佗中医学院教授，长春中医学院副教授。